フローチャート
糖尿病漢方薬

漢方でインスリンは出ません！

著

新見正則
オックスフォード大学 医学博士
新見正則医院 院長

田村朋子
みなみ内科
ライフケアクリニック 院長

だけど
スゴイ役に立つ！

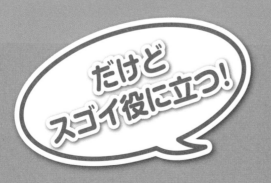
株式
会社 **新興医学出版社**

Flow Chart for Prescription of Kampo Medicine for Diabetes Mellitus

Masanori Niimi, MD, DPhil, FASC,
Tomoko Tamura, MD, PhD

© First edition, 2022 published by
SHINKOH IGAKU SHUPPAN CO. LTD., TOKYO.
Printed & bound in Japan

推薦の言葉

今回, フローチャートシリーズに糖尿病版が登場しました.

誰でもカロリー制限の生活を続けると相当なストレスがかかります. 制限されれば甘い物がどうしても食べたい. 制限のある生活は患者さんの気力を削いでしまうこともあります. そういった患者さんの気持ちにどう寄り添ったらよいのか. 臨床ではよくみられる場面ですが西洋医学では答えのない領域といえるでしょう. 臨床家の腕が試される領域ともいえるのではないでしょうか.

新見先生とご共著いただいた田村朋子先生のクリニックは, コントロールの難しい糖尿病患者さんの臨床に漢方薬を上手にとりいれて人気となっているそうです. 今回, 本書では糖尿病治療の西洋薬でカバーしきれない部分を漢方薬で補完する具体的な方法をフローチャート形式で簡便にご伝授くださいました.

国内で使用されている漢方エキス剤は大きな副作用もなく, 比較的安全に処方ができますので, この本の読者の先生は安心して処方してあげてください. 西洋医学では対応できない困った訴えと対面したとき, 漢方薬が役に立ちます. 病を得ても病と闘える気力を患者さんに与え, 疾患をコントロールするための武器として漢方薬をお役立て下さい.

また, コーチングについても本書で触れていただきました. 漢方薬を効かせる患者さんへの指導方法も一緒に学べば, さらによりよい臨床につながるものと信じます.

2022 年 7 月 　　　　　　　日本東洋医学会元会長名誉会員

松田邦夫

漢方の新しい時代

　僕は1998年にオックスフォード大学大学院での5年の留学を終えて帰国し，本邦初のセカンドオピニオン外来で西洋医学の限界を感じたことをきっかけに，漢方薬を学びました．そのとき，西洋医学以外の治療で，保険適用であったものは漢方だけだったからです．効くわけはないと直感で思いつつも，患者さんに希望を与えるために漢方を試してみることにしました．すると結構な効果がありました．そこで，漢方の勉強をいろいろと始めました．しかし，当時の僕にはどの勉強方法もピンときませんでした．むしろサイエンスを極めた僕にはどれも胡散臭く感じました．そんな時に出会った方が松田邦夫先生でした．松田邦夫先生の講演は明解でした．西洋医がウルサいと感じることは最小限に留めた説得力のある内容です．僕は松田邦夫先生に入門のお願いのお手紙を書いて，そして毎週金曜日の午前中に教えて頂くようになりました．もう10数年前のことです．僕は徹底的に松田邦夫先生を真似しました．徹底的にパクることをTPPと称して，皆さんに勧めています．日本武道で「守・破・離」と呼ばれている，守がTPPです．そして，漢方理論や漢方診療は処方選択には必須ではないということを付け加えて，TPP＋S（進化，進歩）を行いました．Sは「守・破・離」の破に相当します．そして，漢方フローチャートシリーズやモダン・カンポウシリーズが出来上がりました．このシリーズで僕レベルに到達する時間は格段に短くなりました．しかし，それはお釈迦様（松田邦夫先生）の手のひらのうえで精一杯偉そうにしている孫悟空に似ています．僕はひたすら松田邦夫先生をパクっ

て，ちょっと進歩を加えただけ．つまり，松田邦夫先生の教えを僕がわかりやすくまとめただけです．そして，時代は「守・破・離」の「離」を迎えました．つまり，西洋医学の専門家がその専門分野で漢方を語る時代になったのです．これは松田邦夫先生も僕にもできないことです．その分野での専門医ではないからです．西洋医学の専門家で，かつ漢方の素晴らしさを体感している医師達がたくさんフローチャートシリーズを刊行しています．そのお一人が今回の田村朋子先生です．糖尿病の専門医でかつ漢方の熟練者です．そしてコーチングのスキルもまじえた実臨床の知恵が満載の本書を是非ともご活用下さい．

2022 年 7 月

新見正則

本シリーズでは漢方薬の副作用はまれという立ち位置です．これまで通りに本書を活用いただいて基本的に問題ありません．本書のまれに起こる副作用に配慮した記載もお役立て下さい．

新見

目　次

88002-881 JCOPY

女性

疲れ

運動

便秘

88002-881 JCOPY

※本書で記載されているエキス製剤の番号は株式会社ツ
ムラの製品番号に準じています．番号や用法・用量は，
販売会社により異なる場合がございますので，必ずご確
認ください．

※本書は基本的に保険適用の漢方薬を記載しています．

※本書は使いやすさを最優先とし，一般的に使用されてい
る商品名で記載いたしました．

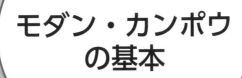

モダン・カンポウ
の基本

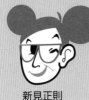

新見正則

西洋医のためのモダン・カンポウ

　漢方薬が西洋医学の補完医療として効果を発揮するためには，西洋医が漢方を使用することが必要です．腹部や脈，舌などの漢方の古典的診察によるヒントを用いなくても，役に立てば漢方薬を使用すればよいのです．そして漢方薬は保険適用されています．

　疑う前にまず使ってみましょう．そんな立ち位置がモダン・カンポウです．漢方薬は食事の延長と思って使用して構いません．しかし，確かに漢方には薬効があります．つまりまれに副作用も生じます．なにかあれば中止しましょう．それだけの注意を払って，患者さんに使用してください．

西洋医学の補完医療の漢方（モダン・カンポウ）

- ◉ 西洋医が処方する
- ◉ エキス剤しか使用しない
- ◉ 西洋医学で治らないものがメインターゲット
- ◉ 効かない時は順次処方を変更すればよい
- ◉ 現代医学的な視点からの理解を
- ◉ 古典を最初から読む必要はない
- ◉ 漢方診療（腹診や舌診）はしたほうがよいが必須ではない
- ◉ 明日からでも処方可能

大塚敬節先生は上記のような処方方法を「漢方薬治療」と呼んでいました．　　　　　　　　（「大塚敬節著作集」より）

漢方薬の副作用

なにか起これば中止ですよ.

　保険適用漢方エキス剤を1包内服しただけで死亡した事例はありません. 高齢者には無関係ですが, 保険適用漢方エキス剤で流産・早産した報告も皆無です. 漢方薬はOTCでも売られており, 医師の処方箋がなくても薬剤師の先生の判断で投与できる薬剤です. つまり一番安全な部類の薬剤なのです. しかし, 薬効がある以上, まれに副作用も出現します. そんな副作用は徐々に, ボツボツ起こるので,「なにか起これば中止ですよ」といい添えればまったく心配ありません.

　しかし, 認知機能の低下した高齢者では要注意です.「なにか起これば中止ですよ」の意味がわからないことがあるからです. そんな時は, 2週間に一度の診察を行うことで安全に処方できると考えています.

麻黄剤

　麻黄からエフェドリンが長井長義博士により単離されました. 麻黄を含む漢方薬を漫然と長期投与すると血圧が上昇することがあります. 注意して使用しましょう. 一般外来では麻黄剤を長期投与する時は血圧計を購入してもらって, そして血圧が上がるようなら再受診や電話相談をするように指示します. それを嫌がる患者さんでは2週間毎の受診を勧めれば問題ありません.

　「麻」の字がある漢方薬, 麻黄湯㉗, 麻杏甘石湯㊺, 麻杏薏甘湯㊰, 麻黄附子細辛湯⓲, に麻黄が含まれていることは簡単に理解できます. 問題は「麻」の字が含まれないが麻黄

を含む漢方薬です．葛根湯❶，葛根湯加川芎辛夷❷，小青竜湯❶，越婢加朮湯❷，薏苡仁湯❷，防風通聖散❷，五積散❷，神秘湯❽，五虎湯❾などです．ちなみに升麻葛根湯❿の「麻」は升麻，麻子仁丸❿の「麻」は麻子仁のことで麻黄とは無関係です．

甘草含有漢方薬（医療用漢方製剤の禁忌項目）

①アルドステロン症の患者
②ミオパチーのある患者
③低カリウム血症のある患者
〔これらの疾患及び症状が悪化する可能性がある〕

半夏瀉心湯❶	小青竜湯❶
人参湯❷	五淋散❺
炙甘草湯❻	芍薬甘草湯❻
甘麦大棗湯❼	芎帰膠艾湯❼
桂枝人参湯❽	黄連湯❷
排膿散及湯❷	桔梗湯❿

（1日量として甘草を2.5g以上含有する方剤）

甘草はグリチルリチンを含みます．長期投与すると偽アルドステロン症を発症することがあります．血圧が上昇し，血清カリウムが下がり，そして下肢がむくみます．甘草が1日量で2.5gを超えると薬剤師の先生から，甘草の量を把握したうえで処方しているかの確認の電話をもらうことがあります．

しかし，他院で芍薬甘草湯❻を1日3回数年間処方されてもまったくなんでもない患者さんが何人もいました．芍薬甘草湯❻は構成生薬が2種類で漫然と投与すると耐性を生じ，また偽アルドステロン症の危険もあります．漢方を理解して

表1　甘草 2.5 g 以上含む漢方薬

6 g	芍薬甘草湯 ⑱
5 g	甘麦大棗湯 ⑫
3 g	小青竜湯 ⑲，人参湯 ㉜，五淋散 ㊱，炙甘草湯 ㉔， 芎帰膠艾湯 ⑦，桂枝人参湯 ㉜，黄連湯 ⑳， 排膿散及湯 ⑫，桔梗湯 ⑱
2.5 g	半夏瀉心湯 ⑭

処方していれば起こらないことですが，現実的に残念ながら起こっていることです．甘草含有量が多い漢方薬は**表1**のとおりです．

　一方で甘草は128内服薬中94処方に含まれています．すると漢方薬の併用で甘草は重複投与となり，甘草の量が2.5 gを超えることは多々あります（**表2**）．注意すればまったく問題ないことですが，漫然とした長期投与は要注意です．

　利尿薬を内服しているとカリウムが4以下となり不整脈を気遣う医師では，甘草含有漢方薬の投与を躊躇することがあります．そんな時は甘草を含まない漢方薬を知っていることが大切です．甘草を含まない漢方薬でも結構対応可能です．

　煎じ薬では去甘草（甘草を除く）とすればよいのですが，構成生薬が固定されている漢方エキス剤では生薬を抜くことはできません．甘草を投与したくない時，そして漢方を与えたい時は**表3**のなかから甘草を含まない漢方薬を選ぶことになります．

表2 エキス剤を複数処方する時は甘草の量に注意

処方① (甘草 g)	処方② (甘草 g)	①+②の甘草量 (g)
芍薬甘草湯 **68** (6)	柴胡桂枝湯 **10** (2)	8
芍薬甘草湯 **68** (6)	疎経活血湯 **53** (1)	7
小青竜湯 **19** (3)	小柴胡湯 **9** (2)	5
苓甘姜味辛夏仁湯 **119** (2)	小青竜湯 **19** (3)	5
麦門冬湯 **29** (2)	小柴胡湯 **9** (2)	4
白虎加人参湯 **34** (2)	小柴胡湯 **9** (2)	4
麻杏甘石湯 **55** (2)	小柴胡湯 **9** (2)	4
苓甘姜味辛夏仁湯 **119** (2)	小柴胡湯 **9** (2)	4
葛根湯 **1** (2)	桂枝加朮附湯 **18** (2)	4
越婢加朮湯 **28** (2)	防已黄耆湯 **20** (1.5)	3.5
疎経活血湯 **53** (1)	当帰四逆加呉茱萸生姜湯 **38** (2)	3

※生薬が重なる時は，エキス剤では処方①＋②の合計，煎じ薬では多い
ほうのみを処方します

88002-881 **JCOPY**

表３　甘草を含まない処方

麻黄剤	麻黄附子細辛湯(127)
瀉心湯	黄連解毒湯⑮，温清飲(57)，三黄瀉心湯(113)
柴胡剤	大柴胡湯⑧，柴胡加竜骨牡蛎湯⑫
参耆剤	半夏白朮天麻湯㊲
腎虚に	八味地黄丸⑦，六味丸(87)，牛車腎気丸(107)
血虚に	七物降下湯㊻，四物湯(71)
駆瘀血剤	当帰芍薬散㉓，桂枝茯苓丸㉕，大黄牡丹皮湯㉝
水毒に	五苓散⑰，小半夏加茯苓湯㉑，猪苓湯㊵
附子剤	真武湯㉚
建中湯	大建中湯(100)
下　剤	麻子仁丸(126)，大承気湯(133)
その他	半夏厚朴湯⑯，呉茱萸湯㉛，木防已湯㊱，茯苓飲(69)，辛夷清肺湯(104)，猪苓湯合四物湯(112)，茯苓飲合半夏厚朴湯(116)，茵蔯五苓散(117)，三物黄芩湯(121)，桂枝茯苓丸加薏苡仁(125)，茵蔯蒿湯(135)

小柴胡湯⑨（添付文書の禁忌事項）

①インターフェロン製剤を投与中の患者
②肝硬変，肝癌の患者
③慢性肝炎における肝機能障害で血小板数が 10 万/mm³ 以下の患者

保険適用漢方エキス剤で唯一の禁忌項目は小柴胡湯⑨にあります．

高齢者では原発性肝癌や転移性肝癌に罹患している人も少なくありませんので，注意が必要です．

なお，この禁忌事項は小柴胡湯⑨にのみ適応され，不思議なことに小柴胡湯⑨含有漢方薬である柴胡桂枝湯⑩，柴陥湯(73)，柴朴湯(96)，小柴胡湯加桔梗石膏(109)，柴苓湯(114)には禁忌の記載はありません．

腸間膜静脈硬化症

最近注目されている山梔子による副作用です．山梔子含有漢方薬を５年以上内服している時には特に注意が必要といわれています（表４）．下痢，腹痛，便秘，腹部膨満，嘔気，嘔吐などが繰り返し現れた場合や便潜血が陽性となった時は念のため，大腸内視鏡検査を行いましょう．僕はまったく気にせず使っていますが，こんな副作用があると知っておくことは大切です．

表４　山梔子を含む漢方薬

黄連解毒湯⑮，加味逍遙散㉔，荊芥連翹湯㊿，五淋散(56)，温清飲(57)，清上防風湯(58)，防風通聖散(62)，竜胆瀉肝湯(76)，柴胡清肝湯(80)，清肺湯(90)，辛夷清肺湯(104)，茵蔯蒿湯(135)，加味帰脾湯(137)　など

　人は生まれた直後から，だんだんと壊れてそして死んでいきます．事故や急病などで突然に絶命する人もいますが多くは何か病気を患い，そして複数の病気を抱え込んで，死に向かっていきます．事故で不自由な体になって，だんだんと壊れて死んでいく人もいます．

　大小様々な不幸や不自由が起こることもあります．大きな不幸や不自由を持って生まれてくる子もいます．克服できる不自由もありますが，一生背負っていく不自由もあります．だんだんと不自由が積もり上がって，生涯を閉じることが多いと思っています．

　人はいろいろな不自由や不幸を他人には言わず，一人で抱えています．そんな不自由や不幸は年齢とともに増えていくのだと思っています．

　いろいろな慢性疾患があります．運良く成長とともに，または治療薬が開発され，ほぼ治る慢性疾患もありますが，一生抱えるものも多いでしょう．糖尿病やがんも慢性疾患の1つです．無事に治療が終了しても，生涯再発の心配や，新しいがんの発生に少々怯えながら生きることになります．

　医療が進歩し，慢性疾患も克服されていくことでしょう．そして新しい慢性疾患にかかって，いろいろな慢性疾患が重なって人は旅立ちます．慢性疾患は加齢の1つと自分なりに納得して，そしてそれと上手に共存しながら生き抜くのが得策と思っています．他の人の不自由や不幸は，将来は自分にも起こりかねないという自分事にする想像力が，助け合いながら生きていく時代には必須だと思っています．　　　　　（新見）

糖尿病漢方薬早見表

参耆剤（人参＋黄耆） ➡ 疲れ・ストレス

建中湯類（膠飴が入っている） ➡ 腸内環境改善

六味丸類（地黄＋山茱萸＋牡丹皮） ➡ 高齢者・腰痛・下肢痛

四物湯類（地黄＋当帰＋芍薬＋川弓） ➡ 貧血様症状

四君子湯類（人参＋茯苓＋蒼朮＋甘草） ➡ 胃の不調

附子剤（附子が入っている） ➡ 冷え・痛み

気剤（蘇葉，山梔子，厚朴が入っている） ➡ メンタル

桂枝湯類（桂皮＋芍薬＋甘草＋大棗＋生姜） ➡ 体調改善

利水剤（茯苓，朮，沢瀉，猪苓，半夏，防已が入っている） ➡ むくみ・めまい・頭痛

麻黄剤（麻黄が入っている） ➡ 悪寒・風邪・痛み

柴胡剤（柴胡が入っている） ➡ イライラ・こじれている

瀉心湯類（黄連＋黄芩が入っている） ➡ 熱を冷ます・心窩部のつかえ

駆瘀血剤（桃仁，牡丹皮，紅花，大黄，当帰が2つ以上入っている） ➡ イライラ・怒り

大黄剤（大黄が入っている） ➡ 便秘

温性駆瘀血剤（当帰があり地黄がない） ➡ 冷え

88002-881 JCOPY

糖尿病治療への
漢方の活かし方

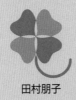

田村朋子

糖尿病治療に漢方は使えるかという疑問

「正直漢方なんて使えない」と思っていました

　日々の診療で漢方薬がとても役に立っています．以前は，牛車腎気丸❿以外の漢方薬を糖尿病専門医がいる病院で処方することはなんとなくはばかられる雰囲気でした．漢方に手を出すなんて，という雰囲気がありました．つい先日も，糖尿病に効く漢方薬があると言うと，ほぼ全員の先生が「？」「そんなこと一度も聞いたことがないよ！」という反応をされました．じつは私も最初はそうでした．

　私は 1995（平成 7）年（阪神・淡路大震災，地下鉄サリン事件の年です）に内科研修医をスタートしました．翌年の平成 8 年，内科をローテートしていた自分が受け持つはずだったＣ型肝炎の患者さんが急遽間質性肺炎のため呼吸器内科へ転科し，その後，永眠されたことが記憶の中に強烈に残っています．小柴胡湯❾の服用歴がありました．

治療困難例にどう対応するか

　じつは私も 10 年前は漢方薬を全く処方したことがありませんでした．研修医 2 年目に肝炎治療に用いられていた小柴胡湯❾の長期処方による間質性肺炎での死亡例が報告され，「漢方，危うきに近づくな」という先入観が鮮明に脳裏に植え付けられました．

　糖尿病専門医になってはじめの 5 年は糖尿病治療薬を使いこなして，たくさんの患者さんの血糖コントロールを改善できました．その後，近隣の先生から「糖尿病治療困難例」の紹介が増しました．食事療法が全く守れない，薬物療法が続

かない，インスリン注射の導入や入院治療に抵抗するなど，個性の強い患者さんの対応に難渋するようになりました．

　そこで，5年間コーチングを学び，糖尿病診療に取り入れ患者さんの心に届ける技術を磨き，この壁を乗り越えたと思っていました．さらに10年経過し，受診して下さる患者さんの年齢が上がっていくにつれて次の壁がやってきました．

糖尿病以外の愁訴に関する相談

　足腰の衰え，夜間尿，ひざや腰の痛み，不眠，皮膚のトラブル，心の悩み，抑うつ状態など，患者さんにとっては糖尿病専門医といえどもかかりつけの頼りにしているお医者さんです．もちろんすべての病気を専門に診ることはできませんから，相談のたびに患者さんと相性がよさそうな先生を紹介して専門的な治療を受けて頂きます．体が衰えるのは当然で，医療は万能ではありませんからすべての症状を解決することは難しくなります．

「歳だからしょうがない」と言いたくない

　歳をとって体の不調が増えるのは，多くの患者さんが「歳だからしょうがない」と頭ではわかっています．そうはいっても少しでも希望をもって生きていくお手伝いがしたいと思っています．患者さんに寄り添った医療をするために「歳だからしょうがない」を診療で使わないことをモットーにしています．「なんとも青臭い」「早く大人になれ」という意見ももちろんあります．それでも今のように医学が発達していない何千年も前から受け継がれてきた漢方薬治療に可能性を感じ，まずは勉強してみようと思ったのです．

最初は漢方の王道に入門

漢方を勉強しはじめて最初の4年間は，漢方を専門に診療している先生の講義をもとに，寺澤捷年先生の著書で勉強しました．診察に陪席して問診，視診，腹診，舌診，脈診を学びました．漢方理論で虚実，陰陽，寒熱，表裏，六病位，気血水，五臓理論で病位や証を見極めて漢方薬を選択するというやり方で，いわゆる正攻法をコツコツ勉強しました．

困った症状で相談にこられた患者さんに漢方を処方するのは，漢方医の先生から学んだ症例にぴったり合致する場合に限られました．そのため，漢方薬を処方できるのは月に2〜3例．漢方薬を使いこなすまでにはあと20年か，30年か，とにかく時間が必要だと思っていました．

モダン・カンポウとの出会い

地道にコツコツ漢方を学んでいこうと思っていたところ，『フローチャート漢方薬治療』を執筆された新見先生のご講演を拝聴する機会がありました．その時の衝撃は今でも覚えていて，たった2時間で4年間感じていた漢方のもやもやがすっきり腑に落ちました．先生のお人柄にもすっかり惹かれてハートを射抜かれました．その日のうちに新見先生に帝京大学での外来見学許可をお願いしました．新見先生のお仕事は「拙速を尊ぶ」を絵にかいたような迅速さで，すぐにご快諾のお返事を頂きました．

私もすぐにシリーズすべて買い揃えました．一番心に届いた本は，シリーズ番外編『じゃあ死にますか？』という1冊でした．患者さんへの真摯で優しい愛情が込められています．新見先生のお人柄そのものが一番出ている1冊だと思っています．

88002-881 JCOPY

安心して使用できる漢方薬を少しずつ増やす

私にとっては長年近づかないと脳裏に刻まれた漢方薬ですから，とにかく安全第一で，万が一の副作用を極力避ける形で処方を開始しました．はじめは，小柴胡湯⑨の入っていない漢方薬で，麻黄も含まない漢方薬，甘草は少量（2g以下）であること，大黄も地黄も当帰も入っていないことを条件に，柴胡加竜骨牡蛎湯⑫，半夏厚朴湯⑯，五苓散⑰，半夏白朮天麻湯㊲，小建中湯(99)の5種類の漢方薬を症例を吟味して慎重に使うだけでした．安全を第一に，それで十分でした．

その後，新見先生の「漢方薬をラムネだと思って処方しよう」という言葉を信じて，使ってみたかった葛根湯①，当帰芍薬散㉓，補中益気湯㊶，抑肝散(54)，牛車腎気丸(107)を胃腸の丈夫な患者さんに処方しました．

糖尿病の患者さんで食事療法をいくら指導してもカロリー制限が難しい方には，胃に障るといわれる大黄や地黄や当帰が含まれている漢方薬がかえって食事量を抑えるという点において効果的だとわかりました．その後，一生懸命勉強して今は50～70種類の漢方薬を処方できるようになりました．とはいえ，自費診療で煎じ薬の漢方薬を自由自在に処方する漢方専門医の先生には到底かないません．

漢方薬が患者さんの希望につながる

漢方薬を臨床で使うようになり自分では対応できないと思っていた患者さんの愁訴と向き合うことができるようになりました．西洋薬の処方にも治療の限界があります．漢方薬の処方は，患者さんに希望を与える選択肢の1つです．一生懸命漢方を選ぶ過程で，患者さんの症状改善を精一杯考えてあげたいという気持ちが伝わります．患者さんからお困りの

具体的な症状や関連する情報を得ることで，解決の糸口が見つかることもあります．

　実際に漢方薬を処方すると，漢方薬が患者さんの症状改善の役に立ち，笑顔につながる一助となることがわかります．臨床内科医としてこんなに嬉しいことはありません．とはいえ，治療の基本は正しい診断と西洋薬の処方です．

　今では医学生の必須科目になった「漢方医学」は，それまでは「代替医療」の授業の1つでした．それ以前の医学教育を受けた医師は卒後，自ら学ぶ以外に漢方薬の使い方を知らないことが少なくありません．

　内科医になって10年間漢方嫌いだった私が西洋医学だけの治療に行き詰り，様々な幸運な出会いが重なって漢方薬の効果効能を実感するようになりました．今では糖尿病治療プラス漢方薬治療を希望して下さる患者さんのおかげで充実した診療を継続できています．漢方を学んだことで3つのメリットがありました．①自分自身・家族の体調管理に役立つ，②西洋薬治療で効果不十分だった患者さんの症状改善に役立ち，笑顔と感謝を頂くこと，③漢方を懸命に学ぶ全国の先生方とつながり，切磋琢磨できる学習環境を得たこと．

　現在処方薬として使用できる漢方薬は4,000年の歴史のなかで多くの人に役立ち，支持されたからこそ生き残ってきた強者だと私は考えています．社会環境は大きく変化し，西洋医学も発展していますから漢方薬しか治療手段がなかった時代とは異なりますが，哺乳類としての生物的な人間の営みは変わっていません．

　漢方を学ぶことで，西洋医学だけで行っていた内科治療の幅も奥行きも広がりました．多くの先生方が西洋薬プラス漢方薬で患者さんの笑顔に出会えることを願っています．

88002-881 JCOPY

糖尿病治療への取り入れ方

糖尿病治療は西洋医学的対応が最優先

　糖尿病患者への治療は，食事療法・運動療法・薬物療法（内服薬・注射薬）の継続が原則です．日本糖尿病学会による『糖尿病治療ガイド』で推奨されている治療を第一優先に進めます．西洋医学による治療を継続しつつ，さらなる改善のための補助の立ち位置で漢方薬の併用を考えます．また，採血のたびに肝機能，カリウムのチェックも行いましょう．

漢方薬だけでは血糖値は下がりません

　クリニックに初めて訪れる患者さんのなかで，漢方薬で糖尿病治療をしたいと希望される患者さんがいます．そんな患者さんから「漢方薬で血糖値は下がりますか？」とよく聞かれます．答えは，「血糖値を下げるために漢方薬が役立つことがある」です．糖尿病の病態は様々で，唯一血糖を下げるホルモンであるインスリンがどの程度分泌されるかによって治療法は変わってきます．インスリン注射が必要になった状況まで糖尿病が進行していれば，漢方薬が果たす役割は大きくはないと言えます．

患者さんの漢方薬に対するイメージ

　漢方薬で糖尿病治療をしたいという患者さんの言葉の奥には，週刊誌やネット記事を読みすぎて，糖尿病治療薬は副作用が多く危険だ，医者は自分の家族に糖尿病治療薬は出さない，糖尿病治療薬を出す医者はヤブなどと思い込んでいる方もたくさんいます．逆に，漢方薬は副作用がない，漢方薬は

安全，漢方には4000年のエビデンスがあると思い込んでいる人もいます．そして，前医に「漢方で糖尿病なんか治るわけがない！」と怒られたという患者さんもいます．

　患者さんの年代や社会背景により，偏った知識とインターネットやテレビの情報を鵜呑みにしてしまう傾向，情報判断力の低下が糖尿病治療を難しくしています．

　頭ごなしに正しい知識を教えても，患者さんの気持ちが受け入れる状況になければ治療は空回りになります．患者さんを否定することは簡単ですが，治療の目標は患者さんの快適な生活のお手伝いをすることにあります．

　知識の偏りや患者さんの思考の癖を見極めながら，やんわりと治療をはじめて徐々に核心に近づいていきましょう．いずれ，「西洋薬に漢方を併用するかもしれないけれど，まずは西洋薬メインで治療を始めようね」と説明しています．ちなみに，インスリン治療を漢方薬治療に切り替えたいと希望して来院される方もおられます．インスリン投与量を減らせる可能性はありますが，切り替えることは難しいことが多く過大な期待は禁物です．

行動変容に漢方薬を利用する

　漢方薬にインスリン分泌を促す作用，血糖降下作用のエビデンスは現時点ではありません．食事療法・運動療法がうまくいかない場合に行動変容を促すための補助，糖尿病合併症の諸症状の緩和の一助として漢方薬を処方します．糖尿病治療で血糖コントロールが難しくなってきたとき，漢方薬処方が治療を助けてくれます．

　①内服薬の増量を考える前，②インスリン療法・GLP-1療法導入を考える前，③体重増加を防ぎたいとき，減量が必要

なときは漢方薬を使用するタイミングです．食事療法，運動療法，糖尿病合併症の諸症状改善の手助けとして西洋薬を継続したまま，漢方薬を併用します．

漢方薬のカロリー

　漢方薬には甘さを感じるものがありますが，糖尿病患者さんに処方して血糖を上昇させることはないかという質問を受けます．日本で医薬品として処方できる漢方薬のカロリーは最大で1gあたり4kcalです．漢方薬1回量の処方の多くが2.5〜3gですから，1包の服用で10〜12kcalです．コーヒーや紅茶に入れる角砂糖1個が約20kcalですから，角砂糖半分程度と考えてください．漢方薬服用後に若干血糖値は上昇しますが，コントロールを悪化させる要因には値しません．参考までに野菜ジュース200mLが80〜120kcal，菓子パンは300kcal前後，バニラアイスが400kcalです．

糖尿病患者さんの実証・虚証

　どれだけ食事療法を指導しても，「だって，食べたいんだモーン！」と笑顔で言う患者さんがいますね．賞味期限の切れた食品でもおなかを壊したことがないことが自慢．こういう患者さんは実証（がっちり体型）．胃腸が丈夫で麻黄・大黄を含む漢方薬を難なく服用できます．一方，食事療法にこだわりすぎて，毎回外来で細かく食事内容の質問をする患者さんがおられます．どちらかというとやせ型で，インスリン分泌が低いタイプ．このような方は虚証（やせ体型）です．麻黄・大黄を含む漢方薬の処方は慎重に行うことをお勧めします．

過剰な心配は無用ですが
漢方薬処方前にこれだけは確認！

	気になる症状・所見	対応
甘草含有漢方薬	・足がむくむ ・ラシックスなど血清Kが下がる利尿薬服用中 ・アクトス開始2か月以内 ・インスリン注射開始直後1か月以内	1日2gまでの服用ならOK（甘草6gの場合、1包は2g）.
地黄含有漢方薬	・GLP-1製剤開始後2か月以内 ・DPPIV阻害薬，α-GI，ビグアナイド服用中	胃に障る場合は減量または変更します.
麻黄含有漢方薬	・GLP-1製剤を開始1か月以内 ・高血圧治療中 ・60歳以上の男性で尿が出にくい ・脂質異常症・高尿酸血症・狭心症治療中 ・やせ薬としてナイシトール（防風通聖散）服用中	胃に障ることがあるので減量または変更します. 家庭血圧が20〜30mmHg上がったら減量または変更します. 減量または変更します. 疾患のコントロールが安定していれば問題なし. 麻黄の量（1.2g）が増えるので処方量を調整します.

88002-881 JCOPY

	気になる症状・所見	対応
附子含有 漢方薬	・GLP-1製剤を開始1か月以内 ・舌がピリピリ	△ 胃に障ることがあるので減量または変更します. ○ 減量または変更,許容範囲であれば継続
大黄含有 漢方薬	・下痢,軟便気味	○ 減量または変更します.
山梔子含有 漢方薬	・5年以上の継続内服	△ 大腸内視鏡検査を行います.
小柴胡湯 ⑨	・インターフェロン投与中 ・肝硬変・肝癌 ・慢性肝炎で血小板が10万以下	禁忌 ×

糖尿病と漢方薬

糖尿病治療では，α-G1，DPP-Ⅳ阻害薬，GLP-1 受容体作動薬で胃腸障害を生じます．一方，漢方薬では，麻黄，地黄含有漢方薬で胃腸障害を生じます．上記の併用には注意して下さい．

また，糖尿病治療では，まれに低カリウム血症になることがあります．漢方薬では甘草含有漢方薬で低カリウム血症が生じることがあります．上記の併用は注意して下さい．

なお，甘草の偽性アルドステロン症を心配される先生がいらっしゃいますが，糖尿病の患者さんは通常の診療で採血を頻回に行いますので，採血の折にカリウムと肝機能もチェックして下さい．

88002-881　JCOPY

患者さんへの説明

糖尿病の治療は食事療法・運動療法・薬物療法が原則

　漢方薬はあくまで糖尿病治療を助けてくれる補助薬として使用します．漢方薬だけで糖尿病治療を希望する患者さんもいらっしゃいます．実際，漢方薬だけで血糖コントロールを得られる患者さんは，ごく少数です．経験上，食事療法，運動療法のみで治療が可能な患者さんに限られます．現在の西洋薬による治療は継続し，治療薬を増やさないために，さらなる症状改善をめざして漢方薬を併用しましょう．

治療は安全第一

　現在の病状や服用中の薬剤と相性のよい漢方薬を選択します．日本で処方できる医療用の漢方薬は中国で使用されている量の半分以下です．まず2週間服用して（受診が難しいときは4週間）治療効果，副作用の有無を確認します．漢方薬は不安という先入観を持っている患者さんへは，現在の症状に対する不安と，漢方薬を服用する不安を比較したとき，後者が上回る場合には，患者さんの気持ちが漢方に向かうまで待つことが大切です．

　また，カリウムを低下させるタイプの利尿薬を服用中のときは，甘草（かんぞう）を含まない漢方薬を選ぶか，大量の甘草（かんぞう）を含有する漢方薬を処方するときは短期間とします．漢方薬の服用を開始して1〜2ヵ月後に採血する機会があればカリウム，肝機能を測定します．

糖尿病を専門としない先生へ

　糖尿病は慢性疾患で，長く付き合っていかなければならない病気です．胃潰瘍や肺炎のような急性の病気とちがって，「よくなりましたから治療終了ですよ」と言えない苦しい部分があります．多くの方は内服薬を継続しながら，糖尿病合併症の予防を目指して長期に治療が続きます．

　糖尿病治療は継続が最も大事です．患者さんは受診の度に「食べすぎ！」と叱られることが続けば不登校（治療中断）になっても仕方がありません．食べたいという気持ちが大きいということは，生きる意欲が強いとも言えます．食べ過ぎてしまうことが健康寿命にブレーキをかけるのであれば，本末転倒です．いつまでもおいしく食べられる身体作りのために治療をしましょうねとお話ししています．そして，血糖値，HbA1c を下げることを指標にします．

　HbA1cの目標値は年齢や認知機能，ADLによって異なり，糖尿病学会と老年医学会が作成したガイドラインに示されています．患者さんの中には目標達成＝治癒と自己解釈し，治療を自己中止する方がいます．クリニックでは，糖尿病治療薬は視力の低下した人にとってのメガネのような役割と説明しています．メガネをかけると見えなかったものがよく見えるようになります．しかし，目そのものを治しているわけではありません．糖尿病治療薬も糖尿病体質を根本から治すものではなく，合併症のない生活と寿命（自由に使える時間）を得るための「お助けアイテム」です．

　糖尿病とがん発症関連の報告があり，死因疾患の第一位ががんです．がん検診の奨励をお願い致します．

88002-881 JCOPY

糖尿病専門医から5つのお願い

①血液検査に尿検査をプラス

血液検査だけでなく，尿検査（尿蛋白，尿中微量アルブミン尿測定）をお願いします．糖尿病腎症を早期発見し，透析予防のために先手を打つためです．

②食事療法に徹底的につきあう

できる限り，食事療法・運動療法を併用ください．食事療法は「食べるものに気を付けて」という抽象的な表現ではなく，具体的に何をどのくらい減らすのかをご指示ください．

③眼科受診を必須とする

初診時に必ず眼科受診をお勧めください．自覚症状のない眼底出血が隠れていることがしばしばあり，急激な血糖改善や運動療法によって眼底出血が悪化することがあります．すでに治療中で長期眼科受診がない患者さんには速やかに受診を勧めましょう

④専門医へのコンサルト

高血糖状態（HbA1c 8%以上）が半年以上続くときには，入院を勧めるか近隣の糖尿病専門医にご相談ください．

⑤SU剤の長期使用による二次無効

SU剤の長期使用によって二次無効となってしまうと，一生インスリン注射による治療が必要になることがあり，患者さんのQOLに大きな影響を及ぼします．
SU剤使用が5年以上の患者さんには空腹時血清Cペプチド（CPR）を測定し，1 ng/mL以下になっているときには一時的なインスリン療法をご考慮ください．膵臓の内分泌機能を回復させることで，早い方で2〜3ヵ月，長い方でも6ヵ月程度でインスリンから離脱することが可能です．目標となるHbA1cを達成できなくても一旦終了します．

糖尿病治療にコーチングのススメ

　テニス選手として活躍中の大坂なおみ選手は，コーチング能力に長けたサーシャ・バインコーチとの出会いで一気に才能が開花しました．コーチという言葉は，もともと「馬車」のことを指し，「大切な人をその人が望むところまで送り届ける」という意味で使われていました．そこから「人の目標達成を支援する」という意味で使われるようになりました．患者さんが治療目標達成に必要な行動を支援し，成果を出す手法ととらえて下さい．

　私が糖尿病治療にコーチングを取り入れた経緯をご紹介します．糖尿病専門医として患者さんの治療をしていて，食事指導や運動指導が患者さんの心に届いていないなと思うことがありました．どんなによく効くお薬も患者さんが服用してくださって初めて効果を発揮します．食事療法，運動療法も同様です．

　医療者が治療を提案し，患者さんが素直に受け入れるという図式がすんなりいかないことが糖尿病治療では起こりえます．治療の提案に患者さんが「でも」「だって」と抵抗することがあるのです．

　糖尿病には診断された時点で自覚症状に乏しいという，疾患の特殊性があります．やる気がでない患者さんに治療を頑張って頂くために，プラスアルファの応援が必要な場合が多々あります．昔は私もそこまでお膳立てする必要があるのか，と感じたこともあります．しかし，そこまでするのが糖尿病専門医の仕事なんだと腹をくくりコーチングを学び始めました．

88002-881 JCOPY

子育てで出会ったコーチング

　ある日，子育てと糖尿病治療の共通点を発見しました．やる気のない患者さんに治療に取り組んで頂くことと，やる気のない子どもに宿題をやらせるノウハウは一緒かもしれない，と感じました．きっかけとなったストーリーをご紹介します．

　仕事で疲れて帰宅したのは午後7時．3時に帰ってきていたはずの子どもたちはまだ宿題をしていません．夜9時までに夕食，お風呂，宿題のミッションをかたづけねばなりません．

コーチングを取り入れる前

　お母さんが帰るまでに宿題しなさいって言ったでしょ〜，宿題が終わるまでご飯はお預けよ．こうなると，夕飯が遅れて8時スタート，寝る時間も遅くなり，次の日起きられず，朝ご飯もぼーっとして進まない．結局遅刻ギリギリということになっていました．叱ったり罰を与えることで宿題をやらせても親も子どもも後味が悪く，その場しのぎにしかならず，悪循環にはまっていました．

コーチングを取り入れた後

　宿題できてるー？　見てあげるよ〜，まだなら夕飯食べて栄養もりもりで宿題しよう！　（食後）宿題何分でできるかな〜，字を丁寧に書くとお母さん嬉しいな！

　親子一緒にがんばって15分で宿題終了の新記録達成でお風呂へ．目標どおり9時に寝て，翌日は早起きして，しっかり朝食を摂り，登校できました．コーチングを取り入れた後，子どものやる気を引き出し，子どもと一緒に宿題に取り組むことができました．イソップ童話の「北風と太陽」のように，旅人のコートをとるには北風よりも太陽，子どもにも脅しと

罰よりもあたたかな言葉と愛情がやる気を育てます.

宿題をしない子どもにも言い分がある

学校の先生が漢字ドリルを宿題にしたが，親のいない家はパラダイス．3時から7時までせっかくの憩いの場(5時まで友達と遊び，7時までテレビやゲーム)．お母さんは「宿題をやらないと将来困るのはあなたなのよ！」と言うけれど，今何も困っておらず，漢字が書けなくても生きていけるさ．親が脅すだけで，いつものことと思って宿題をやりません.

患者さんをやる気にさせる

北風よりも太陽，食べすぎを叱責したり合併症の恐怖を吹き込むよりも治療することで得られるメリットを伝えます．患者さんの気持ちにはさまざまな段階があることを知っておきましょう．多理論統合モデル（変化ステージモデル）を活用して，患者さんにとって心地よいアプローチを選んでいくことが大切です.

褒められると嬉しい！

大人になると頑張ってもそれが当たり前で，だれも褒めてくれない気がします．糖尿病患者さんは，食事療法・運動療法が十分にできないとき，担当医の先生に叱られるかもしれないと内心ひやひやしながら外来を受診されます．内服薬を処方日数分服用し，治療を継続するだけでも十分称賛に値します．患者さんが当たり前と感じることでも，薬を服用して治療を継続したことは褒めポイントです.

外来診療で，患者さんのできないことを羅列して叱ることで血糖値が良くなる患者さんもいらっしゃると思います.

88002-881 JCOPY

私自身は叱られるよりも褒められて伸びるタイプなので，できたことを褒めてもらえるともっとできることを増やそうと思います．

　患者さんの多くが，はじめは褒めてもらうことに慣れておらず，戸惑われますが褒められたほうが治療をやる気になってくださいます．大人だって褒められたいのです．1ミリでも患者さんが成長したら一緒に喜ぶことがすごく大事だと考えます．

一緒に喜んでくれる人のありがたさ

　新見先生が50歳になって金づちからトライアスロンスイマーになったとお聞きして，一念発起してスポーツジムに入会しました．元来スポーツが得意ではないので，選んだプログラムはヨガと水中ウォーキング．はじめは前屈しても床に手が届かずマイナス15センチでしたが，今ではプラス10センチにまでなりました．お世辞にも，スリムになったわけでもなく見た目の筋肉がついたわけでもないので，褒められることなんて皆無でした．そんなとき，スリムになったイメージに向かって日々ジムにくること自体がとても素晴らしいと褒めて下さるインストラクターさんがいました．

　このありがたさ，うれしさを，患者さんにも感じてほしいと思っています．

糖尿病治療と受験勉強は似ている

　やる気のない学生をやる気にさせて目標に向かって受験勉強という修行に寄り添う（コーチ的な存在）ことは糖尿病治療に似ている部分があります．糖尿病の治療では1日の食事摂取カロリーを設定しますので，好きなものを心ゆくまで食

べることができなくなります．また，好むと好まざるにかかわらず運動療法を勧められます．薬も毎日服用しなくてはいけません．

　健康寿命を延ばして自分で自由に使える時間を得るために必要なことなのです．糖尿病治療の一歩先，元気なうちにやりたいことを患者さんに尋ねてみませんか．世界遺産に旅行したい．お孫さんの成長を見守りたい．好きな楽器を演奏したい．患者さんのハピネスを実現するための糖尿病治療はきっと楽しくなるはずです．大学入試のために時間を惜しんで勉強しているわが子を見ると，頑張っているなと思います．希望する大学で学びたいという目標があるからこそ，できることと思います．

　受験勉強の間も，スマートフォンやチャット，テレビ番組，YouTube などいろんな誘惑があります．頭ごなしに勉強しなさいといっても，気持ちのこもっていない「はーい」という返事が返ってくるだけです．受験勉強の先の大学生活や楽しみを考えると，今の自分のやるべきことが見えてきます．

　糖尿病患者さんにもグルメの誘惑，テレビや YouTube の誘惑があるでしょう．現実逃避したいこともあると思います．患者さんに寄り添って長距離マラソンを一緒に走るコーチのような気持ちで，日々の診療に励んでいます．

これからの糖尿病治療は「行動支援」をプラス

　「子どもに勉強しろと言ってるのですが，全くいうことを聞きません」という親の嘆きは古今東西よく聞かれるフレーズです．同じことが医療現場で起こっています．「患者さんに食べる量を減らしましょう，運動しましょうと一生懸命説明しても，患者さんは全然言うことを聞いてくれません」

88002-881 JCOPY

現在，糖尿病治療は「食事療法」「運動療法」「薬物療法」が治療の根幹を担っています．多くの内科疾患は「薬物療法」が主体ですが，糖尿病治療に関しては生活習慣改善の基本となる「食事療法」「運動療法」を患者さんに実践して頂くことが重要になります．1日の食事の摂取カロリーの指標や栄養バランス，1日の運動量・運動の種類など優れた方法が様々に選択できるようになりました．患者さんがこれらを継続して実践・行動できるように導く「行動支援」が糖尿病治療に必要になっています．その1つにコーチングという手法があります．

　受験勉強に関しても，同様のことが当てはまります．学校での授業・予習復習．宿題などは学力向上のための基本で，さらなる向上を求めて放課後に塾・家庭教師や通信教育などを利用します．試験日までにやるべきことはある程度確立されており，あとは本人がやる気になるかどうか勉強が継続できるかどうかで合否が決まります．

　糖尿病治療の基本「食事療法」「運動療法」は受験勉強では「学校の勉強」に相当します．「薬物療法」は「放課後の勉強」にあたります．糖尿病治療も受験勉強も成功のカギは「行動支援」にあるのではないでしょうか．患者さんがめざすゴールを医療者と共有し，ゴールまでの道のりを走る患者さんを導き応援する「行動支援」は，受験生が志望校をめざして受験勉強を頑張れるように応援するのと，とても似ています．

　「指導に従うか，従わないか」ではなく目標に向かって患者さん自身が考え行動し，継続するための「行動支援」がこれからの治療のカギとなると考えています．

フローチャート
糖尿病！

田村朋子

僕はたいして気に
しないよ！ でも
知っておくことは
大切だよ！

新見

気になる生薬を CHECK！

甘¹ 甘草含有

附¹ 附子含有

地¹ 地黄含有

大¹ 大黄含有

麻¹ 麻黄含有

山¹ 山梔子含有

*6 つの気になる生薬について，1 日量（3 包分）の
含有量を右上に g で表示しました．

*採血の機会にカリウム・肝機能を測定します．

やせたい

がっちり体型

ぽっちゃり体型

ストレスに弱い,
肩こり・便秘

　漢方薬を飲むだけではやせません. 漢方薬は食事療法・運動療法の効果をサポートしてくれる立ち位置です. 食べたいものを思う存分食べて漢方薬だけでやせたいという方が多くいますが, そんな夢と魔法の漢方薬にはいまだ巡り合えていません. 漢方薬はやせるためのご自分の取り組みに背中を押して応援してくれるサポーターとしてご活用下さい.

防風通聖散 62 甘², 麻^{1.2}, 大^{1.5}, 山^{1.2}

1回 2.5 g, 1日3回, 3ヵ月継続します.
5年以上継続する場合は胃腸症状に注意します.

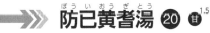

防已黄耆湯 20 甘^{1.5}

1回 2.5 g, 1日3回, 3ヵ月を目安に継続します.
1回の食事量が少なく, 間食が多いタイプに.

大柴胡湯 8

1回 2.5 g, 1日3回, 3ヵ月を目安に継続します.
防風通聖散 62 で胃に障る方は大柴胡湯 8 に変更します.
喫煙者で空咳の症状がある方には開始前に胸部X線写真を確認します.

ひとこと MEMO

　食事・運動療法の効果がいまひとつで, 減量が必要な方に漢方薬を提案します. 本書で体型や愁訴に応じて漢方薬を選択し1日3回, 3ヵ月継続します. 1ヵ月で1kgの減量が目標です. 漢方薬を開始して, 「お薬を始めたからと油断して食事量が増えないように気をつけましょうね」という助言も大事です.

ストレス食いをやめたい男性

がっちり体型

やせ体型

上記でいまひとつ

88002-881 JCOPY

食欲

女性

疲れ

運動

便秘

合併症

その他

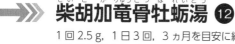

柴胡加竜骨牡蛎湯 ⑫

1回 2.5 g，1日3回，3ヵ月を目安に継続します．
定期的に服用すると徐々に1日の摂取カロリーが減っ
ていきます．

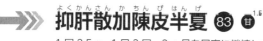

抑肝散加陳皮半夏 ㊂ 甘$^{1.5}$

1回 2.5 g，1日3回，3ヵ月を目安に継続します．
胃腸の弱い方，BMI が 22 以下のやせ体型の方に．

抑肝散 ㊴ 甘$^{1.5}$

1回 2.5 g，1日3回，3ヵ月を目安に継続します．
胃に障ることがあるかもしれませんので半量にして続
けて下さいと言葉を添えます．

ひとこと MEMO

ストレス解消のため運動も効果的です．階段を1階分降り
る，トイレまで歩くだけでも気分転換になります．場所を変
えることができないときはエア平泳ぎ（天井行き5回，地平
線行き5回）をお勧めします．肩こり解消に効果的と新見先
生も一押しです．周りに障害物がないかどうか確かめて，け
がや荷物タワーの崩落にはご注意下さい．

JCOPY 88002-881

49

ストレス食いをやめたい
（太め女性の月経ストレス）

ファーストチョイス

生理前後のイライラ

ひとこと MEMO

　月経に伴うストレスは女性特有といえます．月経前の2週間は高温期になりプロゲステロンの分泌が増えて，こってりしたチーズ・クリーム系のスイーツやチョコレート，ポテトチップス，スナック菓子などが無性に食べたくなると患者さんから聞きます．そんなとき，桂枝茯苓丸㉕がストレス食いの予防になります．

柴胡加竜骨牡蛎湯(さいこかりゅうこつぼれいとう) ⑫

1 回 2.5 g，1 日 3 回，1～2 ヵ月継続します．
診察時に「○○が許せない」「○○はこうあるべき」というフレーズがあれば，「それは大変でしたね」というねぎらいの言葉とともに．精神安定剤的役割です．

桂枝茯苓丸(けいしぶくりょうがん) ㉕

1 回 2.5 g，1 日 3 回，1～2 ヵ月継続します．
排卵期から月経までの 2 週間食欲が増す方に．生理痛が軽くなることもあります．

ひとこと MEMO

どうしても食べてしまいそうなとき，頓服で柴胡加竜骨牡蛎湯(さいこかりゅうこつぼれいとう)⑫または抑肝散(よくかんさん)(54)の服用が効果的です．午後から夜がストレス食いのゴールデンタイムと言われており，体重減少につなげるためには，昼食から夕食の食間に 1 回または昼食前，夕食前 2 回の定期服用をお勧めしています．2～3 ヵ月継続して，まず 1 kg の減量を目指します．

ストレス食いをやめたい
(太め女性で効かない時)

効果がいまひとつ

さらに効果が
いまひとつ

上記どちらも
いまひとつ

抑肝散(よくかんさん) (54) 甘1.5

1 回 2.5 g，1 日 3 回，効果があれば 3 ヵ月継続します．生薬数が厳選され，より強く効く印象です．

抑肝散加陳皮半夏(よくかんさんかちんぴはんげ) (83) 甘1.5

1 回 2.5 g，1 日 3 回，効果があれば 3 ヵ月継続します．鎮痛剤を長期に服用すると胃が悪くなるタイプの方に．

桂枝加竜骨牡蛎湯(けいしかりゅうこつぼれいとう) (26) 甘2

1 回 2.5 g，1 日 3 回，効果があれば 3 ヵ月継続します．

ひとことMEMO

漢方薬を使いながら，1 週間だけお菓子をやめてみましょうと提案します．どうしても食べたい時には，キシリトール入りのガムを勧めます．ガムを 1 個食べるごとに水分を 200 mL 摂るように説明します．数個食べるとお腹が満たされていきます．お菓子から離れるだけでも減量効果は十分あります．

ストレス食いをやめたい
（細め女性の月経ストレス）

生理前後のイライラ

胃腸が弱め

胃腸が強め

88002-881 JCOPY

>>> **当帰芍薬散** ㉓

夏は冷房に弱く，冬は靴下をはいて眠るタイプにお勧めです．
1回2.5g，1日3回，効果があれば3ヵ月継続します．

>>> **加味逍遙散** ㉔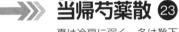

1回2.5g，1日3回，少しでも効果があれば3ヵ月を目安に継続します．5年以上継続するときには1年に1回便潜血の検査を行います．

>>> **桂枝茯苓丸** ㉕

桃仁が含まれるため，便秘にも効果的です．
1回2.5g，1日3回，効果があれば3ヵ月継続します．

ひとこと MEMO

　自分の実体験から，世間からの女性に期待される役割が過大でとても抱えきれないと思うことがあります．仕事，出産，育児，家事，介護．すべてを完璧にこなせる人は少ないから希少価値なのです．家事は食洗器，お掃除ロボット，洗濯から乾燥までオールインワンの家電のおかげで楽になりました．出産・育児・介護は未知との遭遇，思い通りにいきません．

ストレス食いをやめたい
（細め女性で効かない時）

ファーストチョイス

効果がいまひとつ

さらなる効果を期待

88002-881 JCOPY

抑肝散加陳皮半夏 83 甘1.5

1回2.5g，1日3回，少しでも効果があれば3ヵ月を
目安に継続します．胃腸の弱い方にもお勧めです．

抑肝散 54 甘1.5

1回2.5g，1日3回，少しでも効果があれば3ヵ月を
目安に継続します．少し胃に障ることがあります．

柴胡加竜骨牡蛎湯 12

胃腸が弱い方でも服用できます．
1回2.5g，1日3回，少しでも効果があれば3ヵ月を
目安に継続します．

ひとこと MEMO

　ケーキより和菓子の方がカロリーが少ない印象です．
ショートケーキ1個で約300kcal，バナナに換算すると4本
分です．桜餅は80〜100kcalでおにぎり1つ以下．同じあん
こ系でもどら焼きになるとカステラ部分が加わって一気に
2〜3倍の250〜300kcalになります．

がっちりタイプの
更年期不調

のぼせ・発汗・肩こり

ストレス・イライラ

たくさんの
愁訴・不安

ひとこと MEMO

がっちりタイプの閉経後女性が疲れを訴えるとき，甲状腺機能低下症を鑑別しておくことが大切です．甲状腺機能低下によって基礎代謝が低下し体重が増えやすくなり，むくみを伴う場合があります．これが「がっちりタイプ」に見えることがあります．下腿の脛骨前に圧痕を伴わない浮腫を認めたら，血液検査で FT4，TSH を測定しましょう．

88002-881 JCOPY

>>> ### 桂枝茯苓丸 ㉕

更年期の症状にプラスして疲れを伴う方に.
桃仁が含まれるため, 便秘気味という方にも.
1回2.5 g, 1日3回, 効果があれば3ヵ月継続します.

>>> ### 柴胡加竜骨牡蛎湯 ⑫

1回2.5 g, 1日3回, 甘草を含まないので長期継続可能.

>>> ### 加味逍遙散 ㉔ 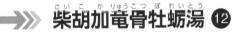 甘¹·⁵, 山²

1回2.5 g, 1日3回, 1ヵ月服用し効果があれば継続します.

ひとこと MEMO

　甲状腺機能低下症では, 疲れやすい, 気力がない, 寒がりになった, 眠気を感じる, 物忘れしやすい, うつっぽい, 髪の毛が抜ける, 髪の毛が細くなった, 便秘がち, 皮膚の乾燥, 声が枯れるなど, 症状は多岐にわたります. この中で3〜4個の症状が当てはまり検査をする場合は事前に「甲状腺検査の費用概算」をお伝えしておきます.

がっちりタイプの更年期不調（気力・体力の低下）

気力の低下

疲労感

体力の低下

不眠

補中益気湯㊶は疲れたときにまず処方する漢方薬です．より疲労が蓄積している場合や胃腸の不調を伴うときには十全大補湯㊽を選択します．胃腸が強い方の疲労回復に人参養栄湯⑩もお勧めです．夏バテに帰省・お墓参りの疲労が重なって食欲が落ちてしまった時には十全大補湯㊽をお勧めします．

補中益気湯 ④1 甘1.5

1 回 2.5 g, 1 日 3 回, 2 ヵ月を目安に継続します.
夕の服用で「寝つきが悪くなる」方には 1 日 2 回, 朝・
昼に変更します. 夕方飲んでもぐっすり眠れる人もい
ます.

十全大補湯 ④8 甘1.5, 地3

疲労が蓄積し, 胃腸の不調を伴う方に.
1 回 2.5 g, 1 日 3 回, 2 ヵ月を目安に継続します.

人参養栄湯 ⑩8 甘1, 地4

1 回 3 g, 1 日 3 回, 2 ヵ月を目安に継続します.
地黄 4 g が含まれています.

加味帰脾湯 ⑬7 甘1, 山2

1 回 2.5 g, 1 日 3 回, 2 ヵ月を目安に継続します.
5 年以上継続する場合は胃腸症状に注意します.

ひとこと MEMO

　疲労回復には良質の睡眠をとることが重要です. 寝付けな
い, 中途覚醒がある, 眠りが浅い方には酸棗仁湯⑩3を 1 回 2.5
g, 就寝前に追加処方します. 甘草は 0.33 g. セロリや野菜
ジュースが苦手な方には加味帰脾湯⑬7（1 回 2.5 g, 就寝前）
に変更します. 1 日 3 回服用の補中益気湯④1や十全大補湯⑱
と併用できます.

華奢タイプの更年期イライラ

> たくさんの
> 愁訴・不安

> 上記が効かない

> イライラ・ほてり

> 怒りっぽい

ひとこと MEMO

　更年期症状には個人差がありますが，イライラする，体が思い通りに動かない，疲れやすい，ほてりを感じるなどの身体的な症状の改善を目指す時に加味逍遙散㉔や当帰芍薬散㉓がお勧めです．これらを1日3回服用しつつ，軽い睡眠障害に対して加味帰脾湯⓭や酸棗仁湯⓯を睡眠前に1包（2.5 g）併用することも可能です．

加味逍遙散 ❷ 甘^{1.5}, 山²

1回2.5g，1日3回，1ヵ月服用し，効果があれば継続します．

香蘇散 ❼ 甘^{1.5}

愁訴が多く診察に時間がかかる患者さんに処方します．
1回2.5g，1日3回．少しでも効果があれば3ヵ月継続します．

当帰芍薬散 ㉓

1回2.5g，1日3回，1ヵ月服用し，効果があれば継続します．

加味帰脾湯 ⓭⓻ 甘¹, 山²

1回2.5g，1日3回，1ヵ月服用し，効果があれば継続します．

ひとこと MEMO

　イライラする，怒りっぽくなったなどの精神的な症状や眠れない，睡眠途中で目が覚めるなどの睡眠障害症状がメインのときには，加味帰脾湯⓭⓻や酸棗仁湯⓪③を選択します．いろいろ考えすぎて眠れない場合には加味帰脾湯⓭⓻が最適です．疲れすぎて寝付けない，途中で目が覚める方には酸棗仁湯⓪③がお勧めです．

華奢タイプの更年期疲労

気力の低下

疲労感

体力の低下

寝つけない・
中途覚醒

///// ひとこと MEMO /////////////////////////

疲れるという訴えは，仕事や育児，介護などでの「身体的な疲れ」のほかに物事が思い通りにならず「精神的に疲れる」部分も大きく含まれています．「身体的な疲れ」には補中益気湯❹をまず処方し，効果がいまひとつの場合や食欲が低下している時に十全大補湯❽に切り替えます．長期継続する時には3ヵ月ごとにカリウムと肝機能を測定します．

>>> ## 補中益気湯 41 甘^{1.5}

1回2.5g，1日3回，少しでも効果があれば3ヵ月を目安に継続します．

>>> ## 十全大補湯 48 甘^{1.5}，地³

疲労が蓄積している時に．補中益気湯41を1ヵ月継続しても効果を感じない時にはこちらに変更します．
1回2.5g，1日3回，2ヵ月を目安に継続します．

>>> ## 人参養栄湯 108 甘¹，地⁴

1回3g，1日3回．地黄4gが含まれているので胃に障るときには半量にするように説明します．

>>> ## 酸棗仁湯 103 甘¹

1回2.5g，1日3回，1ヵ月服用し，効果があれば継続します．

ひとこと MEMO

　寝汗をかく，四肢の筋肉量が減ってきた方には人参養栄湯108をお勧めします．糖尿病の患者さんは胃腸が丈夫な方が多い印象です．それでも地黄を4g含む人参養栄湯108の服用開始2～3日後，胃がムカムカすると訴える方がいます．その場合，半量にして継続します．その作用を利用して食事量を減らす効果を狙って，あえて半量にしない選択肢もあります．

華奢タイプの更年期うつ

うつ気味

上記が胃に障る

ひとこと MEMO

　患者さんから知りたい内容を得るために上手に質問しましょう．まずはクローズド・クエスチョンで情報を収集します．患者さんに自由に話して頂くと時間が不足します．新見先生から「困っていることを5つ言ってごらん．それに順番をつけて，一番困っていることを今日は解決しようね」という魔法の言葉を教わりました．

88002-881 JCOPY

>>> ## 加味帰脾湯 ¹³⁷

1回2.5g, 1日3回, 少しでも効果があれば3ヵ月継続します. 効果を感じられない時は甲状腺機能低下症の精査や心療内科の紹介を考えます.

>>> ## 帰脾湯 ⁶⁵

上記で胃に障る方はこちらに変更します.

ひとこと MEMO

「一番治したい症状は何?」という質問で, 患者さんの訴えをすべて一度に解決できないということと, 最も困っていることの力になりたいということを伝えることができます. 新見先生は「漢方は道具. 医師の話し方が大切」と仰っています. 精神的ストレスが身体症状となって現れているとき患者さんの心に届く言葉を伝えられることが大切です.

疲れが続く

どんな疲れにも

胃腸の疲れ

//////// ひとこと MEMO ////////////////////////////////

　お風呂も入りたくないほど疲れたとき，補中益気湯㊶が役
立ちます．疲れているとき，食べて元気を出そうという気持ち
になる糖尿病患者さんには特にお勧めです．過食による血糖
上昇を防ぐ役割もあるようです．胃腸機能の低下がある時に
は十全大補湯㊽を選択します．食事量を減らして胃腸の負担
を軽減するようアドバイスすると血糖改善にも効果的です．

補中益気湯 ④1 甘$^{1.5}$

どんな疲れにも年齢，男女問わずに 1 回 2.5 g，1 日 3 回．寝つきが悪くなる方には夕の服用を控え，1 日 2 回朝食前，昼食前にします．長期継続可能です．

 十全大補湯 ④8 甘$^{1.5}$，地^3

脈をとるとき，手，指先が冷たく，皮膚がかさかさしている方に．1 回 2.5 g，1 日 3 回で長期継続可能です．地黄 3 g 含有です．

ひとこと MEMO

　疲れが続くとき，貧血が隠れていることが少なくありません．胃切除後のビタミン B$_{12}$ 欠乏性貧血，胃酸の分泌を抑える PPI の長期服用や月経に伴う鉄欠乏性貧血がないかチェックしておきます．Hb が正常下限であれば鉄・フェリチンの測定や悪性腫瘍の検索も必要です．

疲れ（体力低下）

体力の低下

ヘルペス・帯状疱疹

　糖尿病治療では食事療法と運動療法はどちらも大切です．食事療法でカロリーを制限するとき，運動療法を併用しないと筋肉がやせて，基礎代謝が落ちてしまうからです．もともと冷えのなかった方が冷えを訴えるようになったときは，手を握って握力をチェックします．筋肉量の減少を伴っているようなら人参養栄湯⑩の出番です．

88002-881 JCOPY

人参養栄湯 108 甘¹, 地⁴

1回3g, 1日3回, 地黄4gが含まれているので胃に
障るときは半量にします.

加味帰脾湯 137 甘¹, 山²

口唇ヘルペスや帯状疱疹の受診をくり返す方に.
1回2.5g, 1日3回, 1ヵ月服用し, 効果があれば継
続します.

ひとこと MEMO

　疲れに漢方薬を服用することで, ドリンク剤や缶コーヒー
類の摂取量を減らすことができます. 漢方薬を数ヵ月継続す
ることで体重減少・血糖値の改善を期待できます. 胃腸の機
能低下が冷えや肌荒れにつながることがあり, 十全大補湯48
がお勧めです. がっちりタイプでも地黄が胃に障ると訴える
場合は補中益気湯41に変更してください.

フラフラする疲れ

> フラフラ

> 上記で効果不十分

ひとこと MEMO

　生薬が 12 種類含まれる半夏白朮天麻湯㊲は，フラフラを伴う不調をバランスよく整える印象です．乗り物酔いしやすい方，季節の変わり目にメニエール病の症状が出る方，冷暖房のきいた場所への出入りを繰り返すなどの温度の変化で体調を崩しやすい方に効果があります．アデホス，メリスロン，セロクラールとの併用も可能です．

>>> **半夏白朮天麻湯** ㊲
はん げ びゃくじゅつてん ま とう

疲れだけでなく，ふらつきを伴う時に．
1 回 2.5 g，1 日 3 回，1 ヵ月継続．少しでも効果があ
れば 3 ヵ月継続します．長期継続可能です．

>>> **苓桂朮甘湯** ㊴
りょうけ いじゅつかん とう

フラフラする疲れに．半夏白朮天麻湯㊲で効果不十分
な時には苓桂朮甘湯㊴に変更します．
1 回 2.5 g，1 日 3 回．

ひとこと MEMO

　含有生薬が 12 種類の半夏白朮天麻湯㊲は，幅広い症状を
少しずつ改善してくれる印象です．この漢方薬で効果不十分
なときは生薬が 4 種類の苓桂朮甘湯㊴に変更します．生薬数
が少ないほうが 1 つの症状により強く効果を発揮します．乗
り物酔いしやすい方，季節の変わり目に体調を崩しやすい
方，夏バテしやすい方にもお勧めです．

疲れて甘いものがほしい

| 頓服の
ファーストチョイス | ──── |

| 頓服の
セカンドチョイス | ──── |

　疲れを感じたとき，スイーツの幸福感は格別です．糖尿病のコントロールが順調なとき，1日1単位（80 kcal）程度の間食は OK です．一旦スイーツに手を伸ばすと 80 kcal に収まらないことがあり，血糖値を上げすぎてしまいます．甘麦大棗湯⑫の頓服で一時的な空腹感が乗り切れると，だんだん体が慣れて血糖値にもお財布にも優しい体質に．

小建中湯 99 甘²
しょうけんちゅうとう

1 回 5 g（2 包）を屯用で用い，1 日 3 回まで．効果を
感じにくい時は 1 回 7.5 g（3 包）まで増量可能です
が，1 日 2 回まで．

甘麦大棗湯 72 甘⁵
かんばくたいそうとう

口当たりが甘いので 100〜200 mL のお湯に溶かして
好みの甘さに調節し，一口ずつゆっくり服用します．
1 回 2.5 g（甘草 1.7 g）1 日 3 回まで可を頓服します．
連日服用する場合には，1 日 2 回まで．

ひとこと MEMO

甘麦大棗湯72は甘すぎるという方も少なくありません．お
水で服用すれば代替行動となり甘すぎて飲めない方にも使用
できます．小建中湯99はツムラの場合 2 包（5 g）服用が基本
ですが，1 包（2.5 g）でも十分とおっしゃる患者さんもいらっ
しゃいます．とても飲みやすく，10 代の方にも人気がありま
す．

JCOPY 88002-881

75

胃腸が弱い方の疲れ

ファーストチョイス

上記でいまひとつ

歩くのが遅い，
足腰が弱った

88002-881 JCOPY

>>> **帰脾湯** ⑥⑤ 甘¹

フェロミアの消化器症状などで胃腸が弱った時に.
1回2.5g, 1日3回, まず1〜2ヵ月継続します.
少しでも効果があれば3ヵ月継続します.

>>> **加味帰脾湯** ⑬⑦ 甘¹, 山²

帰脾湯⑥⑤を1〜2ヵ月継続しても効果不十分な時, 加味
帰脾湯⑬⑦に変更します.
1回2.5g, 1日3回, 万一, 服用後の胃のムカムカが
3日以上続く時は服薬量を半分にして継続します.

>>> **八味丸 (ウチダ)**

足腰の筋肉量が減ってきた方, 歩くのが遅くなった方,
階段を上るのに時間がかかるようになったという方に
お勧めです. 丸剤なので用量が調整しやすいです.

ひとこと MEMO

これまでに貧血治療薬の鉄剤 (フェロミア) や鎮痛薬 (ロ
キソニンやセデス) で胃腸に副作用がでた経験のある患者さ
んは, なるべく地黄, 麻黄の含まれる漢方を控えるようにし
ています. 加味帰脾湯⑬⑦には地黄・麻黄が含まれていません
が, まれに胃のムカムカを訴える方がいます. その時には半
量での服用を勧めています.

細めの女性の疲れ

ファーストチョイス

冷え症

生理前の便秘

抑うつ傾向
＋胃腸が弱い

ひとこと MEMO

仕事・育児・家事の多忙による疲れには，睡眠時間の確保（ハイテク家電の購入），旦那さんの愛情，悩みに共感してくれる友人が一番の良薬です．

お風呂も入りたくないくらい疲れた時，補中益気湯㊶が活躍します．疲れがとれ，食べて元気を出そうという気持ちになれると人気です．

88002-881 JCOPY

>>> **補中益気湯** ㊶ 甘^{1.5}

1回 2.5 g，1日3回，2ヵ月を目安に継続します．

>>> **当帰芍薬散** ㉓

1回 2.5 g，1日3回，2ヵ月を目安に継続します．
靴下をはいて就寝する方に．

>>> **加味逍遙散** ㉔ 甘^{1.5}, 山²

1回 2.5 g，1日3回，2ヵ月を目安に継続します．

>>> **帰脾湯** ㉌ 甘¹

1回 2.5 g，1日3回，2ヵ月を目安に継続します．

ひとこと MEMO

　イクメン，イクボスが増えてきましたが，やはり育児・家
事・介護は女性という雰囲気が根強い印象です．家庭内での
夫婦のすれ違い，価値観の相違の積み重ねが精神的な疲労と
して蓄積することがあります．男女の生物学的な違いは外見
だけでなく脳にもしっかり存在します．「妻のトリセツ」「夫
のトリセツ」は読むクスリとしてお勧めです．

子育て中の女性の疲れ

がっちり体型

貧血

　患者さんの表情に疲れがあるとき，疲れたとき食べたくなる物を聞きます．チョコレート，あんこ，クリーム系お菓子（シュークリーム・アイスクリーム・ケーキ類・菓子パン）がトップ3にあがります．カロリーを気にしている女性は，これらを食事代わりにしていることがあり，栄養バランスが崩れて肌トラブルとなるケースが少なくありません．

>>> **桂枝茯苓丸** ㉕

何となく不調が消え元気になります．桃仁が含まれるため，便秘気味という方にも．
1回2.5g，1日3回，効果があれば3ヵ月継続します．

>>> **人参養栄湯** 108 甘¹, 地⁴

地黄を4g含むため，胃がムカムカしたら半量にします．胃腸の弱い方には2週間分処方します．
1回2.5g，1日3回，効果があれば3ヵ月継続します．

子育て中の女性の疲れに伴う不調

肌荒れ・にきび

**うつっぽい,
眠りが浅い**

//// ひとこと MEMO //////////////////////////

　子育て中は時間に追われ，自分のための時間がありません．菓子パンやお菓子，揚げ物の総菜などで野菜不足・鉄不足・ビタミン不足が肌荒れやニキビの原因になることがあります．温経湯⑩で不調を整えながら，簡単な食習慣改善をアドバイスしましょう．ミニトマトを1日5粒食べる，菓子パンをレタス入りのサンドイッチに変えるだけでも一歩前進です．

>>> ### 温経湯 　106　甘²

スイーツ・菓子パン・カップ麺・揚げ物系総菜・ナッツを減らし，生野菜・緑黄色野菜を増やす食事アドバイスをするとさらに効果的です．
1回2.5 g，1日3回，効果があれば3ヵ月継続します．

>>> ### 加味帰脾湯 　137　甘¹, 山²

いつも不安がいっぱいで，「大丈夫でしょうか？」が口癖の方に．
1回2.5 g，1日3回，2ヵ月を目安に継続します．

疲れたと言って
運動療法が続かない

頓服の
ファーストチョイス

頓服の
セカンドチョイス

ひとこと MEMO

　小建中湯❾も甘麦大棗湯❼も甘みを感じる漢方薬です．糖尿病患者さんから「甘草の甘みは血糖上昇につながりませんか？」という質問を受けます．わずかな血糖上昇はありますが，1回の服用で角砂糖1個分程度ですから，まず問題ありません．漢方薬服用後，5分だけなら運動を頑張ってみようという気持ちが出てきます．

>>> ### 小建中湯 99

仕事で疲れて運動する時間も気力もないという人に.
1回5g（2包）を屯用で用います（1日3回が上限）.
効果を感じにくい時は1回7.5g（3包）まで増量可能
です（1日2回が上限）. 最大量15g（6包）服用し
ても甘草は2gですので，長期継続できます.

>>> ### 甘麦大棗湯 72

口当たりが甘いので100～200 mLのお湯に溶かして
好みの甘さに調節し，一口ずつゆっくり服用します.
1回2.5gを頓服します. 2.5g（1包）に甘草1.7g
を含みますので，1日3回まで（合計5gまで）. 連日
服用する場合には，採血の際，カリウムと肝機能を
チェックします.

ひとこと MEMO

　運動療法が必要だとわかっていても，続かない患者さんは
しばしば「疲れる」を言い訳にします. 運動の前に甘みのあ
る漢方で弾みをつけて，まずは5分だけでも体を動かしま
しょうと提案します. スポーツドリンクを飲む習慣がある方
には甘麦大棗湯72への変更で，角砂糖20個分の糖質が1個
分に減量できます！

歳をとったと言って
運動療法が続かない

疲れるが口癖

夜間頻尿・
足腰が弱った

脚のしびれ感

　患者さんから「歳はとりたくない」とよくお聞きします.
時計の針は皆に平等に時々刻々と進みます. 現実的な肉体の
衰えを受け入れることは心情的に困難を伴います. 私の好き
な言葉に「何かを失う時は, 何かを得る時だ」があります.
広島で生き延びた被爆者の方の言葉です.「豊かな経験と知
恵」が歳とともに積みあがる生き方をめざしています.

>>> **補中益気湯** ㊶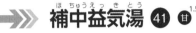

気力を充実させ運動に取り組むために 1 回 2.5 g, 1 日 3 回.

>>> **八味地黄丸** ⑦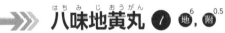

がっちりタイプの方にお勧め.
1 回 2.5 g, 1 日 3 回, 長期継続可能です. 地黄を 6 g 含むため胃に障る場合は八味丸（ウチダ）に変更します.

>>> **牛車腎気丸** ⑩⑦ 地⁵, 附¹

1 回 2.5 g, 1 日 3 回, 甘草なし. 長期継続可能です.
糖尿病神経障害の改善にも.
薬局の説明書にインポテンツと記載されていることがあります. ご注意下さい.

ひとこと MEMO

　疲れて運動する気がおきないという方に補中益気湯㊶は強い味方になります. 気力が充実して, やってみよう！という気持ちがでてきます. 運動することで筋力が維持でき, 基礎代謝が向上して血糖改善に役立ちます. 座っている時間が長い方は背筋を伸ばすだけでも気持ちが前向きになります.

やせ体型で運動が続かない

ファーストチョイス

胃腸が弱い

歩くのが遅い，頻尿

ひとこと MEMO

「疲れた」と言いそうなとき「今日もよく頑張った」と言い換えるようにしています．クリニックでは言葉の力をとても大事にしています．他にも「たくさんの仕事ができて幸せ」「頼まれごとが多く人気者」と言い換えます．「これまで○○年間よく頑張ってこられましたね．人生の先輩として尊敬します」という言葉もよく用います．

補中益気湯 ④ 甘^{1.5}

1回2.5g, 1日3回, 2ヵ月を目安に継続します.

 帰脾湯 ㊕ 甘¹

1回2.5g, 1日3回, まず1〜2ヵ月継続します. 少しでも効果があれば3ヵ月継続します.

 六味丸 ㊇

1回2.5g, 1日3回. 初回は2週間分処方します. 地黄5gを含むため, 胃に障るようなら半量にします. 半量でも胃に障る方には八味丸 (ウチダ) に変更です.

ひとこと MEMO

　体重が増えたという事実を「太った」「不良債権」とネガティブに表現することもできるし,「未来の活動エネルギーチャージができたからそろそろ運動しませんか？」「胃腸の消化吸収能力が抜群なのは丈夫に生んでくれた両親に感謝ですね.」と言い換えることもできます. ポジティブな言葉で運動が続くとよいですね.

腰痛で運動ができない（夏）

ファーストチョイス

上記でいまひとつ

////// ひとこと MEMO //////////////

　夏に葛根湯❶の処方を開始すると，熱中症の発症を助長することがあります．気温が高い状態での活動が多いかどうか，自転車での通勤通学があるかなど，患者さんの生活様式を把握しておくことが大切です．

　暑い場所に外出する前の服用は避け，冷房の環境に移動してから服用するよう説明します．

>>> **疎経活血湯** 53 甘¹, 地²

1 回 2.5 g，1 日 3 回，長期継続可能です．地黄が入っています．

>>> **葛根湯** 1 甘², 麻³

冷房の中に 1 日中いる方には葛根湯❶への変更を考えます．
1 回 2.5 g，1 日 3 回，胃に障る方は減量します．

ひとこと MEMO

　夏，1 日中冷房の効いた環境で過ごす人の中に「設定温度が自分で変更できず，冷えすぎるのがつらい」という相談が少なくありません．適温は人それぞれで，冷房機器と自分の持ち場の位置関係にもよります．冷えすぎて手足が冷たく腰が痛い方には夏でも葛根湯❶がお勧めです．「腹巻」も深部体温に役立ちますのでお試し下さい．

腰痛で運動ができない（冬）

ファーストチョイス

強い冷え

葛根湯❶で
いまひとつ

　「痛み」の訴えは個人差が大きく，客観的な指標が得にくいものです．糖尿病患者さんは末梢神経障害により痛みを感じにくくなっており，痛みによる不快を「痛み」という言葉で総称することが少なくありません．どこかに意識が向いているときは痛みを感じず，就寝時に痛みを感じるという場合に思いのほか漢方薬が活躍するのです．

葛根湯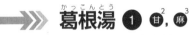

すでに整形外科で鎮痛剤などが処方されている時は過度な期待はせず，じっくり向き合います．胃腸が丈夫な患者さん向けです．
1回2.5g，1日3回．

当帰四逆加呉茱萸生姜湯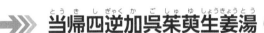

腰痛でロキソニンやセデスを愛用している方にお勧めです．
1回2.5g，1日3回．

越婢加朮湯 ㉘ 甘² , 麻⁶

胃が丈夫な方に1回2.5g，1日1回，朝直前から開始します．効果があれば昼食前の服用を追加．夕方以降の服用で寝つきが悪くなることがあります．

ひとこと MEMO

　西洋薬とは異なる機序で効果を発揮する漢方薬は心の痛みに効くのかもしれないと思うこともあります．細かい機序よりも，患者さんの人生を豊かにするための一助としての漢方薬は心強い味方です．漢方.jpの動画で，ばね指の症状軽減に当帰四逆加呉茱萸生姜湯㊳が効果的だったと学び，その選択肢に驚かされました．効いた漢方が効く漢方です．

膝痛で運動ができない

強い膝の痛み

胃腸が弱い

越婢加朮湯28
が胃に障る

ひとこと MEMO

　膝痛で悩む方には，すでに整形外科でカロナールやロキソニンなどの消炎鎮痛薬が処方されていることがほとんどです．西洋薬はそのまま継続して頂き，漢方薬を併用することで痛みの訴えが軽減することがあります．痛みが少しでも和らぎ患者さんの笑顔につながると嬉しいですね．

越婢加朮湯（えっぴかじゅつとう） ㉘ 甘^{2}, 麻^{6}

胃が丈夫な方に．1 回 2.5 g，1 日 1 回，朝直前から開始します．効果があれば昼食前の服用を追加．夕の服用で寝つきが悪くなることがあります．

桂枝加朮附湯（けいしかじゅつぶとう） ⑱ 甘^{2}, 附$^{0.5}$

鎮痛薬の服用で胃の不調がある方に．長期継続可能．

治打撲一方（ぢだぼくいっぽう） (89) 甘$^{1.5}$, 大^{1}

1 回 2.5 g，1 日 3 回，長期継続可能．

ひとことMEMO

膝痛の原因は様々です．自分の体重を両膝で支え続けているわけですから，長年の経年劣化という面も考えられます．減量することで膝への負担は確実に軽減します．膝の痛みで運動ができないという方には，漢方薬の痛み止めとともに食事指導に力を入れています．

すっきり出ない便秘

お菓子・ファスト
フードが多い

お肉・揚げ物が多い

食事内容は標準的

///// ひとこと MEMO /////

　近年腸内フローラや腸内環境, 善玉菌・悪玉菌という言葉を耳にするようになりました. 糖尿病患者の腸内細菌叢は健常者と異なっていることが多数報告されています. 高脂肪食, 低繊維食, 人口甘味料などが腸内環境の悪化を引き起こすようです. 糖尿病で便秘を伴う患者さんには適切な食事指導とともに漢方薬の併用が功を奏します.

小建中湯 ❾❾ 甘²

甘いものや炭水化物に食事が偏っている方に.
1回5g（2包），1日3回，毎食前1〜3ヵ月継続します.

大建中湯 ⓵⓪⓪

脂質・タンパク質に食事が偏っている方に.
1回5g（2包），1日3回.毎食前1ヵ月継続して効果不十分な時は小建中湯❾❾と併用します.

潤腸湯 ❺❶ 甘¹·⁵, 地⁶

定食のようなバランスのよい食事を摂れている方に.
1回2.5g，1日3回から開始.

ひとこと MEMO

　西洋薬は足し算で効果が増していきますが，漢方薬はもともと複数の生薬が配合されています．西洋の便秘薬の量や種類を増やしたくないとき，漢方薬の併用が役立ちます．併用時の漢方処方は基本1剤で行います．服用時400 mL程度の水分摂取を勧めます．まずは1ヵ月服用し，少しでも効果があれば継続します．

頑固な便秘

お菓子・パン・麺
が多い

お肉・揚げ物が多い

食事内容は標準的

ひとこと MEMO

10代の子どもに生活習慣病としての2型糖尿病の発症は珍しいことではなくなりました．飽食といわれた時代から崩食へと向かっている印象です．体は自分が食べたものでできると言って過言ではありません．西洋薬も漢方薬も便秘解消を手助けしてくれますが，食養生こそが最も大事だと感じています．

88002-881 JCOPY

>>> **麻子仁丸** 126

兎糞状のコロコロした固い便の方に.
1 回 2.5 g, 1 日 3 回, 服用時 400 mL 程度の水分摂取
を勧めます.

>>> **大黄甘草湯** 84

昔から便秘気味という方に.
1 回 2.5 g, 1 日 3 回.

>>> **桃核承気湯** 61 甘$^{1.5}$, 大^3

便秘で左下腹部が痛くなる方, イライラ気味の方に.
1 回 2.5 g, 1 日 3 回から開始します.

ひとこと MEMO

便秘解消の食養生は, ①ゆっくりよく噛んで食事をとる,
②水溶性食物繊維 (野菜・こんにゃく・海藻類・大麦など),
不溶性食物繊維 (果物・野菜・穀類・ココア・エビやカニの
殻など) を意識して摂取, ③野菜から先に食べ, その後タン
パク質⇒炭水化物の順番, ④起床後 200 mL 程度の水分を摂
り, できるだけ決まった時間に朝ごはんを食べましょう.

西洋薬で効果不十分

> 腹部膨満感,
> ガスが多い

> 上記でいまひとつ

> 上記でいまひとつ

////// ひとこと MEMO //////////////////////

　建中湯類は糖尿病患者さんの腸内細菌叢の異常を是正する役割があるのではないかと感じています. 私の主観ですが, 腸内環境が改善されると患者さんの気持ちや言動が落ちついてくる印象です. おなかの症状だけでなく, 総合的な効果を上げているように感じます. 糖尿病治療をサポートしてくれる漢方薬の役割をエビデンスとして示したいと思います.

>>> ### 小建中湯 99 甘²

食生活の見直しが必須です. 揚げ物・インスタント食品・菓子・パン・麺を減らして野菜を増やします. 西洋薬に併用し, 1回5g (2包), 1日3回, 毎食前で1ヵ月継続します.

>>> ### 大建中湯 100

小建中湯99で効果不十分であれば大建中湯100に変更します. 1回5g (2包), 1日3回, 毎食前で1ヵ月継続します.

>>> ### 大建中湯 100
＋桂枝加芍薬湯 60 甘²

大建中湯100で効果不十分であれば桂枝加芍薬湯60を1回2.5g, 1日3回で併用します.

ひとこと MEMO

　小建中湯99, 大建中湯100の漢字だけみると, 生薬の量が違うだけのように見えますが, 構成成分は大きく異なり共通成分は膠飴のみです.「糖尿病患者さんに飴の成分大丈夫ですか」と質問がありますが, 漢方に含まれる糖質は4kcalで血糖コントロールに支障が出たことは全くありません. むしろ異常をきたした腸内フローラに膠飴が活躍している印象です.

小建中湯⑲で効果不十分

すっきり出したい

とにかく出したい

上記でいまひとつ

ひとこと MEMO

　糖尿病神経障害は最も早期に出現する合併症です．初期には足先・足底のしびれなど感覚神経の異常が見られます．進行すると足にけがや火傷をしても痛みを感じなくなり，繰り返す下痢便秘を伴うことがあります．有効な治療薬がなく困って相談に来られる時は血糖値を改善しながら西洋薬に漢方薬を併用して試行錯誤を繰り返します．

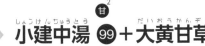

小建中湯 ❾❾ ＋ 麻子仁丸 ⓲⓺
（甘²）（大⁴）

神経障害が進行して西洋薬だけでは効果不十分な患者さんに処方します．小建中湯❾❾ 1 回 5 g（2 包），麻子仁丸⓲⓺ 1 回 2.5 g を 1 日 3 回食前に服用します．

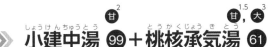

小建中湯 ❾❾ ＋ 大黄甘草湯 ❽④
（甘²）（甘², 大⁴）

小建中湯❾❾は通常（5 g）の半分量の 1 回 2.5 g（1包），大黄甘草湯❽④ 1 回 2.5 g，1 日 3 回服用します（甘草は合計 3 g）．

小建中湯 ❾❾ ＋ 桃核承気湯 ❻①
（甘²）（甘¹·⁵, 大³）

小建中湯❾❾は通常（5 g）の半分量の 1 回 2.5 g（1包），桃核承気湯❻① 1 回 2.5 g，1 日 3 回に変更します（甘草は合計 2.5 g）．

ひとこと MEMO

　糖尿病神経障害が進行した場合の便秘治療は一筋縄ではいきません．食事療法で食物繊維を増やしたり水分をこまめにとったり，西洋薬を足し算してもなかなか思うようにお通じにつながりません．生活に支障がないからと，放置した高血糖で，胃腸を動かすのに必要な自律神経がじわじわと痛んでしまっているためです．そこで漢方薬をプラスします．

糖尿病神経障害により
体力が低下している方の冷え

**体力・胃腸機能
の低下**

**体重減少・食欲
の低下**

**胃腸は丈夫・四肢
の筋力低下**

どれも効かない

ひとこと MEMO

冷えの訴えが強い方に，食事や排便の様子を尋ねてみましょう．食が細く軟便気味の方に桂枝人参湯❽は役立つことがあります．患者さんに便の状態をたずねて「いつも下痢みたいな便が出る」という答えがあれば，それをキーワードに桂枝人参湯❽を処方しています．

>>> **桂枝人参湯** ⑧² 甘³

軟便気味で，腹痛のない下痢がある方に．1 回 2.5 g，
1 日 2 回から開始し，効果不十分なら 3 週目から 1 日
3 回に増量します．2〜3 ヵ月は継続します．

>>> **六君子湯** ㊸ 甘¹

胃腸を整え温め，四肢への血流が増えるイメージです．
1 回 2.5 g，1 日 2 回から開始し，効果不十分なら 3 週
目から 1 日 3 回に増量します．長期継続します．

>>> **人参養栄湯** ⑩⑧ 甘¹, 地⁴

1 回 3 g，1 日 2 回から開始し，地黄を 4 g 含むため胃
がムカムカしたら半量（1.5 g）にして継続します．

>>> **真武湯** ㉚ 附⁰·⁵

処方に困ったら 1 回 2.5 g，1 日 2 回処方します．麻
黄・地黄・甘草を含みません．3 ヵ月から半年間継続
し，少しずつの改善をめざします．

ひとこと MEMO

　筋肉量の低下も冷えの原因です．定期通院中の患者さんが
整形外科的な疾患がないにも関わらず，歩き方がゆっくりに
なったなと感じた時は冷えを疑います．歩行がおぼつかなく
なり一人で通院するのが不安で患者さんにお連れの方が付き
そい始めたケース，お連れの方の歩く速さに患者さんが付い
ていけないようなときに人参養栄湯⑩をご活用下さい．

糖尿病神経障害による
手足の冷え

手足が冷たい

トイレが近い

便秘＋満腹感

ひとこと MEMO

　糖尿病患者さんで冷えを訴える人は少なくありません．とくに胃腸がデリケートな方はその傾向が強い印象です．下半身を温める漢方薬が効果的なのは理にかなっているかもしれません．深部体温を維持するために四肢に温かい血流を逃がさない，体の知恵ではないかと感じます．漢方で温めることも効果的ですが，体をしめつけない程度の腹巻もお勧め．

88002-881 JCOPY

>>> **当帰四逆加呉茱萸生姜湯 ㊳** 甘²

1回 2.5 g, 1日2回, 朝食前・夕食前から開始. 3週間目から1日3回に増量可. 2, 3ヵ月継続します.

>>> **苓姜朮甘湯 ⑱** 甘²

寒いときにトイレが近くなりやすい方や腰痛でいつも腰にシップをしている方に.
1回 2.5 g, 1日3回, 毎食前, 2, 3ヵ月継続します.

>>> **大建中湯 ⑩**
＋桂枝加芍薬湯 ㊿ 甘²

大建中湯⑩を1回5g (2包), 桂枝加芍薬湯㊿を1回2.5 g, 1日3回, 毎食前, 1ヵ月継続します.

ひとこと MEMO

漢方薬は苦そうというイメージです.「漢方薬試してみます？」という提案に前向きな返事があるかどうかで, どこまで深刻に困っているかがわかります. 困っている症状を話すだけでスッキリされる方や同情やねぎらいの言葉だけで満足という方もおられます.「必要になったらいつでも教えて下さいね」と潔く引き下がることも大切です.

糖尿病神経障害による
冷え（胃腸が強い方）

がっちり体型

尿の回数が増えた

足腰の筋力低下

　漢方薬は体内で効能・効果を超えた，思いもよらない働き
をすることがあります．風邪の治療で用いた葛根湯❶を服用
した患者さんが，歳のせいだと思ってあきらめていた長年の
冷えが改善したと喜んで報告してくれます．ついでに腰痛と
肩こりが軽くなった方もおられます．

葛根湯 1 甘² ,麻³

西洋薬の処方にもかかわらず冷えを訴える方に.
1 回 2.5 g, 1 日 2 回から開始. 効果不十分なら 2 週間
目から 1 日 3 回に増量します.

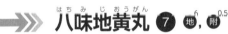 **八味地黄丸 7** 地⁶ ,附⁰·⁵

地黄が含まれるので 1 回 2.5g, 1 日 2 回から開始し,
胃のムカムカを感じたら半量にします. 効果不十分な
ら 2 週間目から 1 日 3 回に増量します.

牛車腎気丸 107 地⁵ ,附¹

地黄が含まれるので 1 回 2.5 g, 1 日 2 回から開始し,
胃のムカムカを感じたら半量にします. 効果不十分な
ら 3 週間目から 1 日 3 回に増量します.

ひとこと MEMO

　冷えを感じる方には全身の筋肉量が減っている印象があ
り, 同時期に足腰の筋力低下やトイレの回数が増えたという
訴えが聞かれます. 加齢に伴う身体症状を積極的に訴えない
方には, エレベーターやエスカレータの場所, バスや電車の
空席を探すことが増えていませんか? と聞いてみましょう.

糖尿病神経障害による冷え（胃腸が弱い方）

やせ体型

腰の冷え

頻尿・下肢の筋力低下

ひとこと MEMO

　糖尿病患者さんで胃腸の丈夫な方には処方の選択肢が広く，麻黄・地黄を含む漢方薬が問題なく服用できます．メーカーにより同じ漢方薬でも生薬の配合比率が違うので，食べすぎかなと思う患者さんには，麻黄・地黄を多く含むメーカーの漢方に変更することもあります．少し胃に障り，あえて食欲を落とすことで二次的に血糖コントロールが上手くいきます．

当帰四逆加呉茱萸生姜湯 ㊳ 甘²

胃に障る生薬は入っていません.
1回2.5g, 1日2回, 朝食前・夕食前から開始. 効果不十分なら2週間目から1日3回に増量可. 1ヵ月は服用を継続します.

苓姜朮甘湯 ⑱ 甘²

寒い時にトイレが近くなる方にも用います.
1回2.5g, 1日2回, 朝食前・夕食前から開始. 効果不十分なら2週間目から1日3回に増量します.

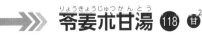

八味丸（ウチダ）

八味地黄丸❼で胃に障るという方には丸剤で用量を調整しやすい八味丸（ウチダ）を1回2g, 1日2回から開始, 胃のむかつきがなければ2週目から1日3回に増量します.

ひとこと MEMO

　胃腸がデリケートな方には原則として麻黄・地黄を含まない漢方薬を選びます. 当帰や石膏でも胃がムカムカするという方がいます. 半量にすると服用が継続できる場合が多い印象です. 体調や病期によっては服用可能なこともあります. 自分の体質にフィットする漢方薬を味方につけると心強いですね.

糖尿病神経障害に伴う
上半身の大汗

上半身に大量の汗

緊張で汗

///// ひとこと MEMO /////////////////////////////////

　糖尿病神経障害が進行すると，汗腺と汗腺をコントロール
する自律神経の働きが低下します．神経障害は両足から症状
が出始め下腿，大腿へ広がっていきますので上半身に滝のよ
うな汗をかく傾向にあります．西洋薬（キネダック，グラン
ダキシン，メチコバール）に漢方薬を併用し症状緩和をめざ
します．

防已黄耆湯 ⑳ 甘^{1.5}

上半身に大量の汗をかく方に.
1 回 2.5 g, 1 日 3 回, 1 ヵ月継続します. 効果不十分
なら更年期 (男性にもあります) の可能性を考えます.

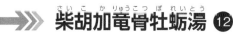 **柴胡加竜骨牡蛎湯 ⑫**

緊張で手のひらや額に汗がにじむ方に.
1 回 2.5 g, 1 日 3 回服用します.

ひとこと MEMO

　防已黄耆湯⑳や柴胡加竜骨牡蛎湯⑫で効果を十分に感じ
ないときは, ホルモンバランスの変化を考慮します. 更年期
は女性にも男性にもあります. また, 発汗に体重減少や動悸,
手指の振戦を伴う場合, 緊張からくる症状だと軽く片付けて
しまうことがありますが, 甲状腺機能亢進症の可能性があり
血液検査が必要です.

糖尿病神経障害に伴う
男性の大汗

がっちり体型

やせ体型

寝汗

>>> **大柴胡湯** ⑧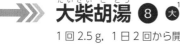

1回 2.5 g，1日2回から開始し2週間服用します．
3週目から1日3回に増やし2週間継続します．

>>> **補中益気湯** ㊶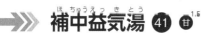

地黄1 g含有．1回 2.5 g，1日2回から開始します．
2週間服用後，3週目から1日3回に増やし，2週間
継続します．

>>> **桂枝茯苓丸** ㉕

1回 2.5 g，1日2回から開始します．2週間継続し効
果不十分の時は1日3回に増やしさらに1〜2ヵ月継
続します．

ひとこと MEMO

50〜60歳代の男性では男性更年期の可能性があります．
アルコール摂取による中途覚醒や夜間尿を伴う場合は飲酒休
止か適量摂取を指導します．前立腺肥大の可能性も考えま
す．桂枝茯苓丸㉕の効果がいまひとつのときには牛車腎気丸
⑩⑦，八味地黄丸❼に変更します．

糖尿病神経障害に伴う
女性の大汗

がっちり体型

華奢

ひとこと MEMO

　大量の発汗はホルモンバランスの変化を考慮する必要があります．甲状腺疾患が原因の場合，漢方薬の服用で経過を観察している間に病状が進行する場合があります．血液検査で甲状腺ホルモンを測定することをお勧めします．やや高額な検査ですので必要性や負担額を説明しておくことが必要です．

桂枝茯苓丸 25

1回 2.5 g, 1日2回から開始します.
効果不十分であれば2週間後から1日3回に増量し
1〜2ヵ月継続します.

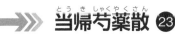 **当帰芍薬散** 23

1回 2.5 g, 1日2回から開始します.
2週間服用後効果不十分であれば1日3回に増量し
1〜2ヵ月継続します.

ひとこと MEMO

　更年期は女性だけでなく男性にもあります. 年齢的に該当
しないときでも, 強いストレスによりホルモンバランスが乱
れている可能性があります. いずれの漢方薬も1回1包1日
2回から開始し, 夕方に効果が薄れる場合には翌日から1日
3回に増量します. 甘草や山梔子が含まれないので, 長期処
方が容易です.

糖尿病神経障害による
しびれ（胃腸が強い方）

ファーストチョイス

セカンドチョイス

　糖尿病神経障害は症状が多岐にわたります．長年かけて痛んだ神経は一筋縄では回復しません．神経同様，神経に栄養を運ぶ血管も相当痛んでいます．治すのは難しく，これ以上傷口を広げないためのサポートに漢方薬を用います．できることを一緒に見つけていく伴走者がいるだけでも患者さんには役立っていると信じて日々診療に励んでいます．

88002-881 JCOPY

牛車腎気丸 107 地⁵, 附¹

1回 2.5 g, 1日2回, 2週間分処方します. 食前服用で開始しますが, 地黄 5 g 含有のため, 胃に障れば食間に変更して下さいと説明しておきます. 2週間後, それでも胃に障れば地黄の少ない八味丸 (ウチダ) 1回 2 g, 1日2回に変更します. 問題なければ2週間後1日3回へ増量し, さらに1ヵ月継続します.

八味地黄丸 7 地⁶, 附⁰·⁵

地黄 6 g 含有. 牛車腎気丸107を1ヵ月半服用しても効果不十分な場合に使用. 1回 2.5 g, 1日3回服用します. さらなる効果を期待する場合には, 附子1日1 gを3回に分けて併用します. 附子は1日2 gまで増量可能.

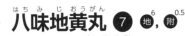

ひとこと MEMO

　患者さんに体の仕組みを知って頂くと診療が楽になります. 『はたらく細胞 BLACK』は糖尿病とその合併症をドラマチックに上手く描いています. 短時間で病態を理解して頂くのに役立つため, クリニックの待合ラウンジに常備して, 患者さんに読んで頂いています. 糖尿病が専門でない医療従事者の方にもお勧めです.

糖尿病神経障害による
しびれ（胃腸が弱い方）

胃腸がとても弱い

胃腸が弱い

胃腸が気になる

おまけ

ひとこと MEMO

　しびれはまず，整形外科，神経内科的疾患を除外します．
定石はグローブ＆ストッキングタイプの糖尿病神経障害かど
うか，痛覚・振動覚をチェックします．NO の場合は脳神経
内科，整形外科紹介，または脳 MRI，頸椎・胸椎・腰椎 MRI
をオーダーします．基本は西洋薬の処方となりますが，西洋
薬だけでは効果不十分な場合に漢方薬を処方します．

当帰四逆加呉茱萸生姜湯 ㊳ 甘²

1日2.5g, 1日2回で開始. 2週間後に1日3回で増量可能. しもやけにも効果的です. 地黄は含まれていません.

桂枝加朮附湯 ⑱ 甘², 附⁰·⁵

1回2.5g, 1日2回より開始し, 2週間後に1日3回で増量可能. 地黄は含まれていません.

八味丸(ウチダ)

八味丸(ウチダ)を1回2g, 1日2回で開始します. 2週間〜1ヵ月後に1日3回へ増量します.

疎経活血湯 ㊿ 甘¹, 地²

1回2.5g, 1日2回から開始. 地黄が2g含まれていますが胃に障らなければ2〜4週後に1日3回に増量します.

ひとこと MEMO

糖尿病は基本的に一生付き合うことが必要な疾患です. 加齢とともに整形外科疾患の愁訴が出てきます. 実際の診断や治療は整形外科の先生にお願いしていますが, しびれや冷えを改善するために処方した漢方薬が変形性膝関節症や脊柱管狭窄症の症状を軽減することがあります.

糖尿病患者のめまい

ファーストチョイス

首・肩のこり

たちくらみ

ひとこと MEMO

　めまいの患者さんに昔は「血糖コントロールが悪かったから仕方がないね」としかいえませんでしたが，漢方薬を試すという選択肢を得て本当に助かりました．一時しのぎでもいいと思って処方した漢方薬に手ごたえを感じてから，外来診療が楽しくなりました．糖尿病患者さんのさまざまな愁訴に漢方薬が活躍し治療選択の幅が拡がります．

>>> **釣藤散** ❹❼

1回2.5g，1日3回から開始し，2週間継続します．
効果不十分なら桂枝加朮附湯⓲を1回2.5g，1日3
回併用します．甘草の合計は3gです．

>>> **桂枝加朮附湯** ⓲ 甘² 附⁰·⁵
　or　真武湯 ㉚ 附⁰·⁵

1回2.5g，1日3回から開始し2週間後に効果不十分
なら真武湯㉚1回2.5g，1日3回に変更します．

>>> **苓桂朮甘湯** ㊴ 甘²
　（**＋釣藤散** ❹❼）

1回2.5g，1日3回から開始し2週間後に効果不十分
なら釣藤散❹❼を1回2.5g，1日3回併用します．甘
草は合計3gとなります．

ひとこと MEMO

　糖尿病患者さんは加齢とともに心身に愁訴が増え，愚痴も
増えます．寄り添って一緒に解決方法を考えるだけでも患者
さんは楽になります．漢方薬が効果を示せば幸運です．いく
つか試しても効果がない時，「先生十分やってくれたよ，もう
歳だからね，しょうがないよね」と自分で現実を受け入れて
くださる時期がきます．気持ちの整理にも漢方薬が有用です．

糖尿病患者の冷えによるめまい

冷え＋胃腸が強い

冷え＋胃腸が弱い

食欲がない

元気がない

ひとこと MEMO

　冷えを伴うめまいで特に手足の冷えの訴えの強いときは当帰四逆加呉茱萸生姜湯❸，ほかに泌尿器系の訴え「尿の回数が多い」「たびたびトイレに起きる」があるか尋ねてみましょう．内科を受診する場合，相談する場所が違うと遠慮して自分から相談しない患者さんもおられます．このような症状がある方には八味地黄丸❼をお勧めします．

八味地黄丸 **7** 地⁶, 附⁰·⁵

1回2.5g，1日3回から開始し，1週間後に1日3回
へ増量可能．地黄6gが含まれているので胃に障る時
は八味丸（ウチダ）に変更します．

当帰四逆加呉茱萸生姜湯 **38** 甘²

1日2.5g，1日2回で開始し，1週間後に1日3回へ
増量．2週間後，効果不十分なら眞武湯**30** 1回2.5g，
1日3回に変更します．

六君子湯 **43** 甘¹

1日2.5g，1日2回から開始し，1週間後に1日3回
へ増量可能．効果不十分なら釣藤散**47**を1回2.5g，1
日3回，4週間併用します．甘草は合計2gです．

補中益気湯 **41**

1日2.5g，1日2回から開始し，1週間後に1日3回
へ増量可能．効果不十分なら釣藤散**47**を1回2.5g，1
日3回，4週間併用します．甘草は合計2.5gです．

ひとこと MEMO

　めまいの患者さんで食欲がない，やせてきたという訴えが
ある場合には六君子湯**43**，さらに歩くのが遅くなった，太も
もやふくらはぎがやせてきたという場合には人参養栄湯**108**
がお勧めです．あまり効果を感じないとき，症状が続くとき
は消化管の悪性腫瘍（胃癌，大腸癌，肝臓癌，胆嚢癌）が潜
んでいることがありますから，精査をお勧め下さい．

高血圧のめまい

肩こり

ストレス

胃腸が弱い

　高血圧を伴うめまいでは，自宅で漢方薬を服用後，安静にして血圧を再検します．30分経過しても収縮期血圧が180mmHg以上あれば受診して頂きます．嘔吐や頭痛を伴う場合は脳出血・くも膜下出血の可能性があり救急外来を紹介します．抗血小板薬，抗凝固薬を服用している場合は救急車の要請も必要です．

釣藤散 47 甘[1]

1回 2.5 g, 1日3回服用. 収縮期血圧 180 mmHg 以上が半日続くときは原因の精査を検討します. 日常生活ができる状態であれば, 1週間継続します.
嘔吐・頭痛を伴う時には救急外来へ.

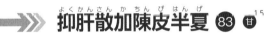

抑肝散加陳皮半夏 83 甘[15]

1回 2.5 g, 1日3回服用. 日常生活ができる状態であれば, 1週間継続後に診察します. 原因疾患が除外できれば, さらに2週間続けます.

真武湯 30 附[0.5]

1回 2.5 g, 1日3回服用します. 日常生活ができる状態であれば, 1週間継続後に診察します.

ひとこと MEMO

高血圧を伴うめまいは肩こりやストレスが原因になっていることが少なくありません. 漢方薬の服用で血圧やめまいが落ち着き, 日常生活ができれば1日3回の服用で次の日まで様子を見ます. めまいの症状が落ち着いても1週間程度は服用を継続します.

一時的な血圧低下

ファーストチョイス

がっちり体型

やせ体型

上記が薬局にない時

糖尿病患者さんは高血圧，脂質異常症の合併が多いため複数の治療薬を併用しておられます．季節が夏に向かう時期は Ca ブロッカーを一時中止したり，半量に減量すると薬の効きすぎを未然に防ぐことができます．季節が寒さに向かう時は，一時中止した Ca ブロッカーを再開します．

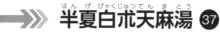

はんげびゃくじゅつてんまとう
半夏白朮天麻湯 37

1 回 2.5 g，1 日 3 回服用します．

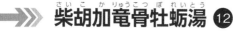

さいこかりゅうこつぼれいとう
柴胡加竜骨牡蛎湯 12

1 回 2.5 g，1 日 3 回服用します．

しんぶとう
真武湯 30 附$^{0.5}$

1 回 2.5 g，1 日 3 回服用します．

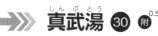

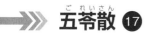

ごれいさん
五苓散 17

1 回 2.5 g，1 日 3 回服用します．

ひとことMEMO

降圧薬が効きすぎて一時的に低血圧症状を起こしてふらつきがあるときに．漢方薬を服用し 1 日しのぎます．翌日家庭血圧を測定し降圧薬を中止するかを相談します．季節の変わり目や急な暑さ，急な寒さによる血圧の変動には，漢方薬が緩衝材的な役割を果たしてくれます．

こむら返り

夜間

いまひとつ

毎日こむら返り

ひとこと MEMO

　糖尿病患者さんのこむら返りは，筋肉疲労時の夜中から明け方に多くみられます．患者さんから聞かれるこむら返りの起こりやすい時期が3つあります．①春から初夏，気温差がありふくらはぎが掛け布団からはみ出てしまう時期，②夏に冷房が強い場所にいる時，③冬に外出してふくらはぎが冷えた時です．芍薬甘草湯⑱は即効性があり人気です．

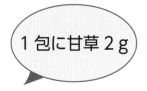

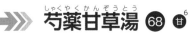

芍薬甘草湯 ❻❽ 甘⁶

寝る前または夜間発作時に 1 回 2.5 g 頓服で服用.
効果が不十分なら, 2.5 g（1 包）追加します. 連日 7.5
g（3 包）服用する場合は原因精査が必要です.

疎経活血湯 ❺❸ 甘¹, 地²

寝る前に 1 回 2.5 g, 継続服用可能です.
地黄が 2 g 含まれています.

疎経活血湯 ❺❸ 甘¹, 地²

1 回 2.5 g, 1 日 2 回, 夕食前と就寝前に服用します.
2 回の使用で甘草 0.67 g, 地黄 1.3 g.

ひとこと MEMO

　芍薬甘草湯❻❽は甘草を（1 包）に 2 g 含むため, 1 日 1 包の
使用を目安に処方します. 連日の長期服用はお勧めできませ
ん. 1 週間毎日, 芍薬甘草湯❻❽を 3 包服用する場合は, 閉塞
性動脈硬化症や低カリウム, 低カルシウム, 低マグネシウム
血症がないかなど原因疾患の精査が必要です. 2 ヵ月以上継
続するときは毎月カリウムを測定します.

風邪のひきはじめ

胃腸が強い

胃腸が弱い

強いのどの痛み

　糖尿病の患者さんは，高血糖に伴い免疫システム機能が低下するため感染症が増悪します．同時に炎症やインスリンの働きを抑えるホルモンが分泌されるため，二次的に血糖上昇を引き起こすので，風邪の症状が続くときには早めに受診するよう伝えています．初期に漢方薬で対応しておくことが大切です．

88002-881 JCOPY

>>> ### 葛根湯 ① 甘², 麻³

1回2.5 g, 1日3回. 毎食または食間. 悪寒やのどの痛みがあれば服用開始します.

>>> ### 麻黄附子細辛湯 ⑫⑦ 麻⁴, 附¹

1回2.5 g, 1日3回. 毎食前汗がでるなど舌がピリピリすることがありますが, 続けます.

>>> ### 桔梗湯 ⑬⑧ 甘³

どんな方にも. 1回2.5 g, 1日3回.

ひとこと MEMO

患者さんは医師のアドバイスより, より身近で親身になってくれる親の勧める「風邪を治すために栄養をしっかりとる」養生を優先させ, 感染症を悪化させてしまうことがあります. 糖尿病の血糖コントロールが不良状態では栄養ドリンクや過剰な栄養がかえって感染症治療の妨げとなることを日々説明し続けています.

鼻風邪

鼻水

鼻づまり

疲労を伴う

　小青竜湯⑲・葛根湯加川芎辛夷❷は風邪が鼻からくる方にお勧めです．おかしいなと思ったらすぐに服用を開始します．アレルギー性鼻炎にも効果があり，眠気がこないのが特徴です．仕事で車の運転が多い方や受験生に重宝されます．風邪の西洋薬や抗ヒスタミン薬との併用も可能です．授乳中の方も使用できます．

88002-881 JCOPY

小青竜湯 ⑲ 甘³, 麻³

1回3g，1日3回．胃に障るときには半量に．
甘草が含まれますが数日の服用なら問題ありません．

 葛根湯加川芎辛夷 ❷ 甘², 麻³

1回2.5g，1日3回．胃に障るときには半量に．

 香蘇散 ⑰ 甘¹·⁵

1回2.5g，1日3回．

ひとこと MEMO

　葛根湯加川芎辛夷❷，小青竜湯⑲は麻黄含有のため胃に障る，家庭血圧がいつもより高くなることがあります．胃がムカムカするときや血圧が 160 mmHg 以上の時には半量にしましょうと伝えておきます．甘草が含まれていますが数日の使用なら問題ありません．長期服用する際，むくみが出たら中止しましょう．

イライラで血圧上昇

イライラ・興奮型

ともかくイライラ

ひとこと MEMO

血圧は時々刻々と変動します．降圧薬を服用している場合でも，ストレスによって血圧が急上昇することがあります．めまいを伴うときに，自宅の血圧計で 180 mmHg 以上あれば黄連解毒湯⑮または柴胡加竜骨牡蛎湯⑫を服用し，安静にして 30 分後に再度血圧を測定して頂きます．それでも高い場合は電話で連絡を頂き，対応方法を相談します．

>>> ### 黄連解毒湯 ⑮

興奮してイライラを訴える患者さんに処方します.
1回2.5g, 1日3回で長期処方可能. 地黄は含まれて
いません.

>>> ### 柴胡加竜骨牡蛎湯 ⑫

ともかくイライラして症状を訴え, 話が長くなりがち
な患者さんに処方します.
1回2.5g, 1日3回で長期処方可能. 地黄は含まれて
いません.

ひとこと MEMO

　漢方薬の服用後30分しても血圧が安定せず, めまいの症
状が続くとき, 症状が増悪する場合や頭痛や嘔吐を伴うとき
には脳出血・くも膜下出血の可能性も否定できませんから受
診を勧めます. 歩いて受診した方がくも膜下出血の初期だっ
たことがこれまでに数回あります. 緊急を要する場合にはた
めらいなく救急車を要請して病院へ搬送します.

めまいを伴うイライラ

動悸

高血圧

/////// ひとこと MEMO ////////////////////////////

　高血圧に伴うめまいに，降圧薬の追加が必要なことがあります．一時的な高血圧には追加薬が効きすぎて，血圧低下を引き起こしてふらつきやめまいを増強してしまうことがあります．血圧は気温，温度差，感情の高ぶり，身体活動状況などによって1日中変動しています．まずは漢方薬を1種類試してみて1ヵ月ほどじっくり様子をみましょう．

>>> **苓桂朮甘湯** ㊴

ドキドキとイライラを訴える患者さんに処方します.
1回2.5 g, 1日3回, 1ヵ月服用し, 少しでも効果が
あれば3ヵ月継続します.

>>> **加味逍遙散** ㉔

1回2.5 g, 1日3回, 1ヵ月服用し, 少しでも効果が
あれば継続します. 効果がいまひとつの時や, 月経前
後の女性には苓桂朮甘湯㊴ 1回2.5 g 1日2回追加投
与します.

ひとこと MEMO

　苓桂朮甘湯㊴はめまいやふらつきに役立ちます. 体内の水
分バランスを整え動悸や, イライラした気持ちを落ち着かせ
ます. 降圧薬とは違う経路で体内に作用するのでそのまま併
用することが可能です. 月経前後で体内の水分バランスに変
動があるときにも効果的です. 加味逍遙散㉔と苓桂朮甘湯㊴
を1ヵ月ずつ試して比較してみましょう.

月経のある女性のめまい

月経過多

がっちり体型

やせ体型

ひとこと MEMO

　月経のある女性の貧血の大部分は鉄欠乏性貧血と考えられます．Hb 値では小球性低色素性貧血まで見分けることができません．徐々に進行する貧血は自覚症状が出にくく，朝起きにくい・すぐに疲れる・夕方にイライラしやすい・夕食後に寝落ちするなどの症状が続く方には鉄とフェリチンの測定をお勧めします．

芎帰膠艾湯 (77) 甘[3]，地[5]

月経中，日中でも夜専用のナプキンを2～3時間ごとに替える方に．
1回3g，1日3回，1～2ヵ月継続します．

桂枝茯苓丸 ㉕

1回2.5g，1日3回，1～2ヵ月服用し効果があれば継続します．甘草は含まれないため長期継続可能です．

当帰芍薬散 ㉓

1回2.5g，1日3回，1～2ヵ月服用し効果があれば継続します．甘草は含まれないため長期継続可能です．

ひとことMEMO

日本食品標準成分表によると，鉄分が多い野菜の代表，ほうれん草や小松菜の一食分で摂取できる鉄分は50年前と比べて1/2以下に減っています．品種改良による苦み・えぐみの軽減や，水耕栽培の普及などによるものです．また，調理器具が鉄フライパンからテフロン加工に代わり鉄分を補給できる機会が減っています．賢く必要な鉄分量を摂取します．

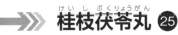

男性・閉経後女性の貧血

ファーストチョイス

セカンドチョイス

ひとこと MEMO

　男性の貧血はまず消化管出血を疑います．西洋医学的対応が第一選択です．あくまで漢方薬は症状緩和のためとなります．年に１回のがん検診をお勧めしています．慢性的な貧血には食事内容の確認，鉄・フェリチン・ビタミン B_{12} の測定をお勧めします．

十全大補湯 48 甘1.5, 地3

1回2.5g，1日3回，1ヵ月服用し，少しでも症状の改善があれば継続します．
地黄3gが含まれています．

苓桂朮甘湯 39 甘2 + 四物湯 71 地3

苓桂朮甘湯39と四物湯71をそれぞれ1回2.5g，1日3回服用します．地黄3gが含まれています．

ひとこと MEMO

　内視鏡による消化管の精査で異常なしと診断されたときは，食生活の見直しを行い食事バランスの改善を提案します．コーヒー，緑茶，紅茶，ウーロン茶に含まれるタンニンという成分が鉄分の吸収を妨げることがありますので食後の飲み物には麦茶やほうじ茶をお勧めします．

乗り物酔いのようなめまい

ファーストチョイス

上記でいまひとつ

上記どちらも薬局にない

　めまいの原因を特定するのは難しい部分があります．乗り物酔いのようなめまいで歩いて受診できる程度であれば半夏白朮天麻湯❸，苓桂朮甘湯❹，五苓散⓱のいずれかが効果的です．西洋薬（アデホス，メリスロン）との併用も可能です．

半夏白朮天麻湯 ③⑦

乗り物酔いのようなめまいのファーストチョイスです.
1回 2.5 g, 1日 3回服用し, 効果があれば 2〜4 週間
継続します.

 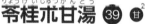

苓桂朮甘湯 ③⑨ 甘²

1回 2.5 g, 1日 3回服用し, 効果があれば 2〜4 週間
継続します.

五苓散 ⑰

1回 2.5 g, 1日 3回服用し, 効果があれば 2〜4 週間
継続します.

ひとこと MEMO

　めまいに耳鳴りや頭痛, 吐き気を伴うときには救急外来を
紹介しましょう.
　良性発作性頭位めまい症にはエプリー法が有効といわれて
いますが, 耳鼻科を専門としない医師が見よう見まねで行う
のはお勧めできません. 漢方薬で応急処置をして, 耳鼻科を
紹介します.

食欲

女性

疲れ

運動

便秘

合併症

その他

脳循環障害によるめまい

頭痛や吐き気を伴う

脳梗塞，脳出血後遺症
の既往，頸動脈狭窄

効果がいまひとつ

　脳梗塞や脳出血の既往がある患者さんのめまいには緊張が走ります．まずは検査です．すぐに対応病院が決まることもあれば，半日待つこともあります．そんなとき，苓桂朮甘湯㊴，五苓散⑰，半夏白朮天麻湯㊲が症状を軽くしてくれることがあります．漢方薬は待つ間，安心のため使用しましょう．漢方薬だけ処方して帰宅させるのは NG です．

>>> **救急外来へ**

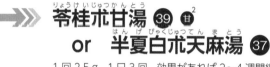

>>> りょうけいじゅつかんとう **苓桂朮甘湯 39** 甘²
　　or　はんげびゃくじゅつてんまとう **半夏白朮天麻湯 37**

1回 2.5 g，1日3回，効果があれば2〜4週間継続します．

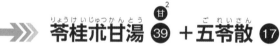

>>> りょうけいじゅつかんとう **苓桂朮甘湯 39** 甘² ＋ ごれいさん **五苓散 17**

それぞれ1回 2.5 g，1日3回服用し，効果があれば2週間継続します．甘草は2つ合わせて2gです．

ひとこと MEMO

　五苓散**17**，苓桂朮甘湯**39**，半夏白朮天麻湯**37**は飛行機の気圧変化による不調に効果があったという患者さんがいます．糖尿病患者さんでカリウムを低下させる利尿薬を服用している場合，苓桂朮甘湯**39**に含まれる甘草で低カリウムの症状が出やすく，長期に併用すると手足のしびれを訴えることがあります．五苓散**17**，半夏白朮天麻湯**37**がお勧めです．

むくみを伴うめまい

ファーストチョイス

利尿薬を常用

頭痛やムカムカ

上記でいまひとつ

　むくみを伴うめまいには急激な腎機能低下など様々な鑑別診断が必要です．患者さんに息切れや，脈の乱れを伴う場合は心電図検査や胸部Ｘ線写真などによる精査が必要です．院内での検査が難しい場合は循環器内科を紹介しましょう．心不全があれば点滴による治療で症状を悪化させることがあります．慎重な対応が必要です．

苓桂朮甘湯 ㊴ 甘²

1回2.5 g, 1日3回, 効果があれば1～2週間継続.

五苓散 ⓱

1回2.5 g, 1日3回, 効果があれば1～2週間継続.

苓桂朮甘湯 ㊴ 甘² **＋五苓散 ⓱**

それぞれ1回2.5 g, 1日3回, 効果があれば1～2週間継続します. 2つ合わせて甘草は合計2 gです.

真武湯 ㉚ 附⁰·⁵

1回2.5 g, 1日3回, 効果があれば1～2週間継続します. 附子が0.5 g含まれていますが少量なのでまず問題ありません.

ひとこと MEMO

　診断のためにさまざまな検査を行う間も, 症状は続いています. 検査の結果が出るまでの不安や不調をなんとかしようという心遣いに漢方薬が役立ちます. 体内の水分をコントロールする作用のある漢方薬ですから役立っていると思いますが, プラセボ効果かもしれないと思うこともあります. いずれにせよ患者さんの笑顔はいつ見ても嬉しいものです.

頭痛やムカムカを伴う
めまい

激しい頭痛・吐き気

頭痛やムカムカ

熱中症っぽい

ひとこと MEMO

　患者さんが診察室のドアを開けるスピード，歩き方，視線，表情，挨拶の声でいすに座る前に患者さんの不調に気付くことがあります．歩いて来院される患者さんに救急搬送が必要になることがあります．かかりつけの方が待合室でいつもと違う状態のときには受付事務・看護師が，迅速に対応できる体制を整えています．

> **救急外来へ**

> **苓桂朮甘湯 39 甘²
> ＋五苓散 17**

診察で軽症と判断でき，軽い足取りで歩いて帰ることができる方に．
それぞれ1回 2.5 g，1日3回，3日分処方します．

> **五苓散 17
> ＋白虎加人参湯 34 甘²**

点滴による補液が必要ないと判断される方や，補液後のフォローアップとして処方します．
五苓散❶ 1回 2.5 g，1日3回．白虎加人参湯❸ 1回 3 g，1日3回．2つを3日分処方します．

ひとこと MEMO

　コロナでステイホームが 3〜4 ヵ月続いた後，学校が再開になったのは 2020 年6月でした．学校に行かず外出も控えて，エアコンの効いた部屋で快適な時間を過ごしていたため，6月の暑さが堪えた学生さんたちがたくさんいました．糖尿病の有無にかかわらず五苓散❶＋白虎加人参湯❸がとても役立ちました．

口　渇

ファーストチョイス

慢性的な口渇

ひとこと MEMO

　糖尿病患者さんが口の渇きを訴えるときには高血糖を伴うため，必ず血糖測定を行います．350 mg/dL 以上のときにはインスリン治療（皮下注射，点滴投与）が必要な場合があります．糖尿病専門医に紹介するか，救急外来の受診を検討します．漢方薬の処方は血糖値が250 mg/dL以下であることを確認してから行います．

白虎加人参湯 ㉞ 甘² or/and 五苓散 ⑰

必ず血糖値を測定します．血糖値が 250 mg/dL 以下であれば，白虎加人参湯㉞を 1 回 3 g，1 日 3 回，1 日分を処方します．白虎加人参湯㉞が薬局にない時，五苓散⑰を使用します．1 回 2.5 g，1 日 3 回．白虎加人参湯㉞との併用も可能です．

白虎加人参湯 ㉞ 甘² ＋黄連解毒湯 ⑮ 山²

白虎加人参湯㉞ 1 回 3 g，1 日 3 回．黄連解毒湯⑮ 1 回 2.5 g，1 日 3 回を 2〜4 週間継続します．2 つ合わせて甘草は 2 g となります．

ひとこと MEMO

多くの患者さんは五苓散⑰＋白虎加人参湯㉞を 1 日服用で口渇が改善します．上記のフローチャートで効果が今ひとつの場合，柴苓湯⑭を 1 回 3 g 1 日 3 回で試します．空咳の副作用に注意します．慢性的な口渇はシェーグレン症候群などの精査もご検討下さい．

胃腸が強い方の不眠

胃腸強め＋不安

胃腸強め＋怒り

ひとこと MEMO

　睡眠導入剤代わりにアルコールを摂取する方がいます．寝つきはよくなりますが，夜間後半の睡眠が浅くなり中途覚醒が増え睡眠の質的悪化を招きます．連用すると慣れが生じ同じ量では寝つけないため，アルコール量が増加し夜間の血糖値が上昇します．漢方薬で対応できると結果的に血糖改善につながります．

>>> ## 加味帰脾湯

西洋薬が圧倒的に効果的です．睡眠薬に抵抗がある，増量を避けたい方に．西洋薬との併用も可能です．1回2.5 g を夕食2時間後，または夕食2時間後＋就寝前に服用します．1ヵ月継続します．1回分の甘草は0.33 g．

>>> ## 柴胡加竜骨牡蛎湯 ⑫

1回 2.5 g を夕食2時間後または夕食2時間後と就寝前に服用します．
前立腺肥大や夜間尿の多い方は漢方薬服用に伴う水分の摂取量を考慮して，夕食前，または夕食前＋夕食2時間後に服用します．

ひとこと MEMO

　漢方薬は眠れないときの味方です．カフェイン摂取（コーヒー・紅茶・緑茶・ウーロン茶）は19時まで，スマホ・PC・ゲームは21時まで，22時になったら部屋を暗くして横になる，寝酒は控えるといったことも大切です．漢方薬で眠りのリズムを整えることをお勧めします．

華奢な方の不眠

華奢＋疲れ

華奢＋怒り

華奢＋不安

　３分で対処するアンガーマネジメントは，①息をゆっくり吐く．最後腹筋を使っておなかの中の空気も吐き出す．②その後一気に息を吸い込む，③もう一度息を細く長くゆっくり吐き出す．④その後できるだけゆっくり息を吸う．⑤エア背泳ぎ（ひじをまっすぐ伸ばし右腕左腕をゆっくり５回まわします）⑥最後に口角を上げ，にこっと笑ってみましょう．

酸棗仁湯 103 甘[1]

疲れているのに頭がさえて眠れない方に. セロリが多めの野菜ジュースのような味で好みが分かれます.
1 回 2.5 g を夕食 2 時間後, または夕食 2 時間後+就寝前に服用します. (1 回分甘草 0.33 g)

桂枝加竜骨牡蛎湯 26 甘[2]

日中の怒りが解消できず眠れない方に.
1 回 2.5 g を夕食 2 時間後, または夕食 2 時間後+就寝前に服用します. (1 回分甘草 0.67 g)

抑肝散加陳皮半夏 83 甘[1.5]

不安で不安で眠れないという方に.
1 回 2.5 g を夕食 2 時間後, または夕食 2 時間後+就寝前に服用します (1 回分甘草 0.5 g).

ひとこと MEMO

5 分以上怒りが続くときは, 原因を書き出しましょう. 例えば夫がリビングに靴下を脱ぎっぱなし. 何度言っても洗濯機にもっていかないなど. そのメモの下に夫の良いところを3 つ書きます. 良いところが見つからない時は,「出会った時は優しかったね. 先月のお給料○○円ありがとう. 毎日お仕事お疲れ様です」. 妻の場合も同様に.

考えすぎる方の不眠

考えすぎる

上記でいまひとつ

///// ひとこと MEMO /////////////

　なんとか自分の思い通りにしたいと考えを巡らせているうち考えすぎて眠れなくなることもあるでしょう．そんなときには帰脾湯㉓がお勧めです．不安で不安で眠れないという方に過去を振り返りすぎても，未来を心配しすぎても，いったん眠ったほうがいい考えが浮かびやすいですよと言葉を添えて処方します．

帰脾湯 ⑥⑤ 甘¹

1回 2.5 g を夕食 2 時間後，または夕食 2 時間後＋就寝前に服用します（1回分甘草 0.33 g）.

抑肝散 ⑤④ 甘^{1.5}

1回 2.5 g を夕食 2 時間後，または夕食 2 時間後＋就寝前に服用します（1回分甘草 0.5 g）.

ひとこと MEMO

　人生思い通りにならないことが多々あります．「こうでなくてはならない」という信念が強いほど，思い通りにならないことがつらいと感じます．考えすぎて眠れないときは，信念を緩めるのも改善の糸口になります．人間一人では生きていけません．お互いさまだと思えば肩の力が抜けて，自分の「これから」が少し楽になります．

熱中症 (軽症または予防)

> 予防

> 水分を摂っても
> 口が乾く

> 倦怠感を併う

ひとこと MEMO

　糖尿病患者さんが熱中症の症状で受診された時には，必ず
尿検査と血糖値測定を行います．尿検査でケトン体が陰性で
血糖値が250 mg/dL以下であれば漢方薬を処方します．熱中
症予防にスポーツドリンクを多飲する患者さんがおられま
す．受診時にスポーツ飲料や清涼飲料水の摂取量を確認しま
す．尿ケトン体が陽性のときは補液が必要です．

⫸ 五苓散 ⑰

1回 2.5 g，1日3回，1～2ヵ月長期継続可能です。

⫸ 白虎加人参湯 ㉞ 甘²

1回3g，1日3回，3日分処方します。

⫸ 五苓散 ⑰
＋白虎加人参湯 ㉞ 甘²

五苓散⑰を1回 2.5 g，1日3回．白虎加人参湯㉞を
1回3g，1日3回，3日分処方します。甘草は2つ合
わせて2gとなります。

ひとこと MEMO

　五苓散⑰＋白虎加人参湯㉞を1日服用しても全く倦怠感が
改善しないときはすぐに受診して頂き，補液や糖尿病治療を
再考します。効果があれば3日服用し終了します。1週間の
継続が可能です。服用が1週間以上必要になるとき，食欲が
回復しないときには再診して頂き血液検査で血糖値やカリウ
ム，肝機能をチェックします。

熱中症（症状が強い）

めまい・頭痛

倦怠感で倒れそう

大量の汗・ほてり

　熱中症の症状が強いときは注意が必要です．糖尿病性ケトンアシドーシスに陥っている場合があります．尿検査でケトン体が陽性の場合，血糖値が 350 mg/dL 以上のときにはインスリン治療（皮下注射，点滴投与）が必要な場合があります．糖尿病専門医に紹介するか，救急外来の受診を検討します．

88002-881 JCOPY

五苓散 ❶⓻
＋半夏白朮天麻湯 ㊲

五苓散❶⓻を1回2.5g，1日3回．半夏白朮天麻湯㊲を1回2.5g，1日3回服用し，効果があれば3日継続します．

五苓散 ❶⓻ ＋苓桂朮甘湯 ㊴ 甘2

西洋医学を優先します．補液後に五苓散❶⓻を1回2.5g，1日3回．苓桂朮甘湯㊴を1回2.5g，1日3回，3日分処方します．甘草は2つ合わせて2gとなります．

清暑益気湯 ⑬⑥ 甘1

軽症で夏バテ気味の方に．1回2.5g，1日3回，2週間服用し，効果を感じたら継続します．4週間以上継続する時は，カリウムをチェックします．

ひとこと MEMO

　熱中症患者さんの尿検査を行う時は，尿が採取されてから素早く行います．ケトン体は揮発性で，夏の暑い季節に体温が上昇した患者さんの採尿から時間が経つと本来陽性のケトン体が陰性を示し重症度を誤ることがあります．西洋医学を優先し，点滴で補液を行います．補液後の症状緩和に漢方薬を処方します．

頻　尿

男性

女性

ひとこと MEMO

　男性も女性も患者さんが高齢になるにつれ，この領域の相談が増えてきます．まずは泌尿器科で問題がないことを確認してから漢方薬を処方することをお勧めします．現在のがん検診では胃癌・肺癌・大腸癌・乳癌・子宮癌・前立腺癌が対象になっています．膀胱癌・腎癌は検診項目から外れていますので，訴えがあればまず精査です．

牛車腎気丸 107 地5, 附1
or 八味地黄丸 7 地6, 附0.5

どちらも1回2.5g, 1日3回, 2ヵ月は継続します.
胃に障る場合は1日2回に減量するか, 清心蓮子飲111
に変更します. 少しでも効果があれば継続します.

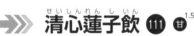

清心蓮子飲 111 甘1.5

1回2.5g, 1日3回, 少しでも効果があれば継続します. 効果不十分なときには八味地黄丸7に変更します.

ひとこと MEMO

牛車腎気丸107と八味地黄丸7はどちらから始めてもかまいません. どちらかを1ヵ月処方し, 効果を感じなければもう片方に変更します. かつて牛車腎気丸107を女性の患者さんに処方した時, 薬局の説明文書にインポテンツと書いてあるとひどくお叱りを受けました. ご注意下さい. 後日, 頻尿改善によく効いたと感謝されました.

くり返す膀胱炎

膀胱炎を繰り返す

がっちり体型

やせ体型

ひとこと MEMO

　糖尿病患者さんが SGLT-2 阻害薬を服用している場合，副作用として膀胱炎を発症したときは，SGLT-2 阻害薬を一旦服用中止が原則です．抗菌薬の投与が優先です．早く治したいとき，膀胱炎が長引いた既往があるときに漢方薬と抗菌薬を併用します．SGLT-2 阻害薬服用を再開したいときには猪苓湯⑩や猪苓湯合四物湯⑫を併用します．

猪苓湯 ㊵

治りきらない膀胱炎やくり返す膀胱炎に．1回2.5 g，1日3回，1週間処方します．症状が残るときはさらに2〜3週間継続します．

猪苓湯合四物湯 (112) 地 3

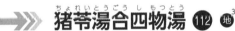

1回2.5 g，1日3回，まず2週間処方します．地黄3 g，当帰3 gが含まれているので，胃に障る場合は1日2回または1日3回半量にします．効果があれば継続します．

清心蓮子飲 (111) 甘 1.5

1回2.5 g，1日3回．慢性化した症状に長期間継続します．

ひとことMEMO

ウイルス性と考えられる急性胃腸炎で下痢を繰り返した後に膀胱炎を伴うときには抗菌薬が使いにくいことがあります．菌交代症による薬剤性の下痢を発症する可能性があるからです．そんなときは漢方の出番です．猪苓湯㊵は急性期にも慢性期にも役立ちます．効果不十分なときや慢性化しているときは猪苓湯合四物湯(112)に変更します．

冷えや食欲不振を伴う膀胱炎

冷え

食欲不振

機械判定による尿検査で白血球反応がいつも 3＋〜4＋の患者さんがいます．女性の場合，おりものシートやナプキンの不適切な使用が原因となることがありますので，患者さんに確認してみましょう．検尿前に酒精綿をお渡しして陰部を清拭して検尿して頂くこともお勧めです．

>>> **真武湯** ③⓪ 附^{0.5}

夏のクーラーや冬の寒さで冷えると膀胱炎になる方に.
1回2.5g, 1日3回, 症状の出やすい時期に1〜3ヵ月継続します. 附子0.5gが含まれています.

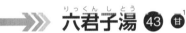

>>> **六君子湯** ④③ 甘¹

疲労の蓄積で免疫力が低下している時に.
1回2.5g, 1日3回, 1〜3ヵ月継続します.

ひとこと MEMO

冬の寒い時期や夏でもクーラーの効き過ぎた部屋で長時間過ごすと冷えが要因となって膀胱炎になりやすい方には予防として真武湯⓪をお勧めします. また, 疲労の蓄積で食欲不振, 免疫力が低下して口唇ヘルペスや帯状疱疹を合併しているような方には六君子湯④がお勧めです.

ファーストチョイス

補中益気湯 ㊶ 甘^{1.5}

風邪予防，風邪の引きはじめ，仕事で多忙な方，受験生にも人気があります．
1回2.5 g，1日3回．毎食前寝つきが悪くなる方には夕の服用を控え，1日2回，朝食前，昼食前にします．

ひとこと MEMO

　かつて結核が不治の病と呼ばれていた時代は，しっかり栄養をとり横になって養生することが大事とされていました．しかし，血糖値が上昇しすぎると（200〜250 mg/mL 以上）好中球の機能が低下感染症が悪化しやすく逆効果となります．幼少期に刷り込まれた記憶から正しい理解に導くために，粘り強く説明することも治療の大事な部分です．

あとがき
漢方のご縁に感謝

2019年冬から始まった未曽有のパンデミックは，これまでの生活様式や価値観を大きく変えるきっかけとなりました．

感染対策のマスクや消毒液価格が高騰し入手困難．会食や外出の自粛，講演会や学会の中止．患者さんの通院自粛による収益の悪化とスタッフの不安．PCR検査は？　入院先は？　ワクチンは？　先の見えない不安，未来への閉塞感を感じました．今となれば懐かしく感じられますが，正解のわからない答えを求められる日々，内科医師として経営者として重圧に押しつぶされそうでした．

そのなかで希望となったのは，新見正則先生の漢方jpでした．新見先生が迅速に，的確な情報を，誠実に無償で発信して下さったことどれだけ心強かったか．授業料をいくら払っても足りないくらい感謝しています．漢方jpで出会った江川美保先生，坂﨑弘美先生，橋本進一先生，土倉潤一郎先生は新見先生と同様に人間的に素晴らしく，多くを学ばせて頂いております．私をどこまでも成長させてくれる，新しい憧れの目標になりました．

私は縁あって広島で生まれ，広島で育ちました．被爆地ヒロシマは戦争や平和について考える機会の多い土地柄で，負の世界遺産の原爆ドームが象徴的です．焼け野原から復興した先人たちの苦労や苦難を乗り越える忍耐強さ，助け合い許す心，未来を信じる力を肌で感じながら育ちました．ヒロシマを生き抜いた98歳の患者さんがある日外来で言いました．「ステイホームなんて8月6日に比べたらそよ風みたいなもの

だよ」今こそ広島育ちの底力を発揮する時だと思い，これまで経験的に用いてきた糖尿病領域の漢方処方をまとめました．原稿を思い切って新見先生にお送りしたのがきっかけでこの本が生まれました．なにせ本を書く初心者で，原稿の校正には本当にてこずりました．粘り強くお手伝い頂きました林峰子社長には心より厚く御礼申し上げます．

　糖尿病治療でお困りの先生に，漢方処方がはじめての先生に，さらには糖尿病患者さんへの希望になると願っています．

　この本を手に取ってくださった方の笑顔と幸せに向かう人生の一助となれば幸いです．

　Connecting the dots.

　漢方のご縁に感謝です！

　　2022 年 6 月 10 日 　　　　　　　　　　　　　　田村朋子

参考文献

新見正則・田村朋子 ………………………………………………………………

1) 松田邦夫，稲木一元：臨床医のための漢方［基礎編］．カレントテラピー，1987

2) 大塚敬節：大塚敬節著作集　第1巻〜第8巻 別冊．春陽堂，1980-1982

3) 大塚敬節，矢数道明，清水藤太郎：漢方診療医典．南山堂，1969

4) 大塚敬節：症候による漢方治療の実際．南山堂，1963

5) 稲木一元，松田邦夫：ファーストチョイスの漢方薬．南山堂，2006

6) 大塚敬節：漢方の特質．創元社，1971

7) 大塚敬節：漢方と民間薬百科．主婦の友社，1966

8) 大塚敬節：東洋医学とともに．創元社，1960

9) 大塚敬節：漢方ひとすじ―五十年の治療体験から―．日本経済新聞社，1976

10) 松田邦夫：症例による漢方治療の実際．創元社，1992

11) 日本医師会 編：漢方治療のABC．日本医師会雑誌臨増108（5），1992

12) 大塚敬節：歌集杏林集．香蘭詩社，1940

13) 三潴忠道：はじめての漢方診療十五話．医学書院，2005

14) 花輪壽彦：漢方診療のレッスン．金原出版，1995

15) 松田邦夫：巻頭言：私の漢方治療．漢方と最新治療13（1）：2-4，世論時報社，2004

16) 松田邦夫，稲木一元：漢方治療のファーストステップ改訂第二版．南山堂，2011

17) 清水藤太郎：薬局の漢方．南山堂，1963

18) 新見正則：本当に明日から使える漢方薬．新興医学出版社，2010

19) 新見正則：西洋医がすすめる漢方．新潮社，2010

20) 新見正則：プライマリケアのための血管疾患のはなし漢方診

療も含めて．メディカルレビュー社，2010

21）新見正則：フローチャート漢方薬治療．新興医学出版社，2011

22）新見正則：じゃぁ，死にますか？ ―リラックス外来トーク術―．新興医学出版社，2011

23）新見正則：簡単モダン・カンポウ．新興医学出版社，2011

24）新見正則：じゃぁ，そろそろ運動しませんか？ 新興医学出版社，2011

25）新見正則：iPhone アプリ「フローチャート漢方薬治療」

26）新見正則：じゃぁ，そろそろ減量しませんか？ 新興医学出版社，2012

27）新見正則：鉄則モダン・カンポウ．新興医学出版社，2012

28）松田邦夫・新見正則：西洋医を志す君たちに贈る漢方講義．新興医学出版社，2012

29）新見正則：症例モダン・カンポウ．新興医学出版社，2012
　　新見正則：飛訳モダン・カンポウ．新興医学出版社，2013

30）新見正則：患者必読医者の僕がやっとわかったこと．朝日新聞出版，2014

31）新見正則：フローチャート漢方薬治療 2．新興医学出版社，2014

32）新見正則：3 秒でわかる漢方ルール．新興医学出版社，2014

33）新見正則，樫尾明彦：スーパー★ジェネラリストに必要なモダン・カンポウ．新興医学出版社，2014

34）新見正則：実践ちょいたし漢方．日本医事新報 4683(1)，2014

35）新見正則：患者さんのためのフローチャート漢方薬．新興医学出版社，2015

36）新見正則：実践 3 秒ルール 128 漢方処方分析．新興医学出版社，2016

37）新見正則，樫尾明彦：モダン・カンポウ上達チェックリスト．新興医学出版社，2016

38）新見正則：サクサク読める漢方ビギナー処方ドリル．新興医学出版社，2016

39）新見正則：ボケずに元気に 80 歳！一名医が明かすその秘訣．新潮文庫，2017

40）新見正則：論文からひもとく外科漢方．日本医事新報社，2017

41）新見正則：メディカルヨガ―誰でもできる基本のポーズ―．新興医学出版社，2017

42）新見正則，坂﨑弘美：フローチャートこども漢方薬―びっくり・おいしい飲ませ方―．新興医学出版社，2017

43）新見正則：フローチャートがん漢方薬―サポート医療・副作用軽減・緩和に―．新興医学出版社，2017

44）新見正則：イグノーベル的バランス思考―極・健康力―．新興医学出版社，2017

45）新見正則：フローチャート高齢者漢方薬―フレイルこそ漢方のターゲット―．新興医学出版社，2017

46）新見正則，千福貞博，坂﨑弘美：漢方♥外来ナンパ術．新興医学出版社，2017

47）新見正則，チータム倫代：フローチャート皮膚科漢方薬―いつもの治療にプラスするだけ―．新興医学出版社，2018

48）新見正則，古郡規雄：フローチャートメンタル漢方薬―臨床精神薬理学の第一人者が教えます！―新興医学出版社，2019

49）新見正則，千福貞博，坂﨑弘美：漢方♥外来―先生，儲かりまっか？．新興医学出版社，2019

50）新見正則，鈴木美香：フローチャート女性漢方薬―とくに女性には効果バツグン！―新興医学出版社，2019

51）新見正則，棚田大輔：フローチャートいたみ漢方薬―ペインと緩和にさらなる一手―．新興医学出版社，2019

52）新見正則，千福貞博，坂﨑弘美：スターのプレゼン 極意を伝授！．新興医学出版社，2020

53）新見正則，中永士師明：フローチャート救急漢方薬―リアル救急でも使える！―．新興医学出版社，2020

54）新見正則，中山今日子：フローチャート薬局漢方薬―薬剤師・登録販売者専用！―．新興医学出版社，2020

55）新見正則：抗がんエビデンスを得た生薬フアイア―各種がん・免疫疾患に科学的な根拠が続々登場―．新興医学出版社，2021

索 引

ら

88002-881 JCOPY

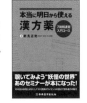
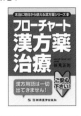
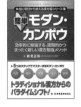

【著者略歴】

新見 正則 Masanori Niimi, MD, DPhil, FACS

1985 年	慶應義塾大学医学部卒業
1993 年〜1998 年	英国オックスフォード大学医学部博士課程留学
	移植免疫学で Doctor of Philosophy（DPhil）取得
1998 年〜	帝京大学医学部に勤務
2002 年	帝京大学外科准教授
2013 年	イグノーベル医学賞
2020 年	新見正則医院開設

専 門 消化器外科，血管外科，移植免疫学，日本東洋医学会指導医・専門医，労働衛生コンサルタント，日本体育協会認定スポーツドクター，セカンドオピニオンのパイオニアとしてテレビ出演多数．漢方医学は松田邦夫先生（東大S29年卒）に学ぶ．
趣 味 トライアスロン，中国語，愛犬ビジョンフリーゼ

田村 朋子 Tomoko Tamura, MD, PhD

1995 年	島根医科大学（現 島根大学医学部）卒業
1995 年	広島大学附属病院研修医
2007 年	広島大学大学院卒業 医学博士
2015 年	みなみ内科ライフケアクリニック開設

資 格 認定内科医（2002 年）糖尿病専門医（2005 年）
趣 味 茶道，ベランダ菜園，絵本のよみきかせ
愛読書 何とかなるさ（山崎直子・著）

©2022

第 1 版 2 刷発行	2024 年 7 月 20 日
第 1 版発行	2022 年 9 月 1 日

フローチャート糖尿病漢方薬

（定価はカバーに表示してあります）

イラスト　高野綾美

著者　新見正則・田村朋子

検 印 省 略	

発行者　　　林　　　峰　子
発行所　　　株式会社 新興医学出版社
〒113-0033　東京都文京区本郷6丁目26番8号
電話　03(3816)2853　　FAX　03(3816)2895

印刷　三報社印刷株式会社　　ISBN978-4-88002-881-1　　郵便振替　00120-8-191625